中药
汤剂煎服必读

张　磊　编著

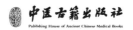
中医古籍出版社
Publishing House of Ancient Chinese Medical Books

图书在版编目（CIP）数据

中药汤剂煎服必读／张磊编著. —北京：中医古籍出版社，
2018.3（2024.5 重印）

ISBN 978-7-5152-1684-3

Ⅰ.①中… Ⅱ.①张… Ⅲ.①煎药法 Ⅳ.①R28

中国版本图书馆 CIP 数据核字（2018）第 048187 号

中药汤剂煎服必读

张　磊　编著

责任编辑　贾萧荣
封面设计　宝蕾元公司
出版发行　中医古籍出版社
社　　址　北京市东城区东直门内南小街 16 号（100700）
电　　话　010-64089446（总编室）　010-64002949（发行部）
网　　址　www.zhongyiguji.com.cn
印　　刷　廊坊市靓彩印刷有限公司
开　　本　787mm×1092mm　1/32
印　　张　4
字　　数　48 千字
版　　次　2018 年 3 月第 1 版　2024 年 5 月第 3 次印刷
书　　号　ISBN 978-7-5152-1684-3
定　　价　19.80 元

前　言

中医治病剂型很多，如汤、丸、散、膏、丹、片等，均广泛应用于临床，为大众保健事业发挥着重要的作用。在这些剂型中，以汤、丸的使用率最高。丸剂为中成药，服用方法较为简单，且附有说明书指导，即使医嘱变化，其变化也不大。但汤剂却不然，与其他剂型相比，具有配方灵活、辨证用药、针对性强等优点。

煎煮法作为中药汤剂最重要的提取方法，可随证加减药物，体现了中医治病的精髓，具有吸收快、奏效迅速的特点。明代医学家李时珍说："凡服汤药者，虽品物专精，修治如法，而煎煮者鲁莽造次，水火不良，火候失度，则药亦无功。"清代医学家徐灵胎也说："煎药之法最宜深讲，药之效与不效，全在于此……方虽中病，而煎法失度，药必无效。"由此可知，正确合理的煎煮服用方法是提高煎剂质量、保障临床用药安全有效的重要环节之一。但如何充分发挥汤剂优点则与汤剂的煎煮方法有着密切的关系。

煎药是一项技术性较强的工作，煎药的技术、规则不但医药工作者应当掌握精通，普通患者也应有所了解掌握。医者辨证用药，患者正确煎煮，二者相互配合，才能极大限度地保证理想的疗效。

编写本书的目的，即是为了广大患者能够正确掌握中药汤剂煎服的知识和技能，以充分发挥药效，取得最佳治疗效果。书中或有不当之处，望读者批评指正。

目　录

第一章　汤剂的煎法

一、煎前检查药物质量，提倡粉碎入煎

中药材的真伪优劣和炮制是否合理，直接关系到治疗效果。如果不严格遵照炮制方法，对临床疗效会有很大的影响。有鉴于此，煎煮前应检查核对药物是否齐全，若有缺漏者，应尽量配齐；同时要仔细检视药材，有无变质、发霉、杂质、灰尘等。尽量去除泥沙杂质，如发现药材有伪劣、虫蛀、发霉变质等，则不应使用。发霉的药物轻则颜色变化，气味走失，严重的变质败坏，以致其成分发生变化而失效。一旦服用了发霉的药品，就可能由于药材霉变生成的霉菌毒素引起肝、肾、神经系统等方面的损害，严重者可导

致癌症（如黄曲霉素）的发生。现代科学研究结果证实，有14种霉菌毒素有致癌作用，而黄曲霉素更是罪魁祸首。因此，世界卫生组织于1995年制定了食品中黄曲霉素最高允许量为5～30微克/千克的卫生标准。研究人员也已发现中药霉变亦会产生黄曲霉素，90种中药材最易发生霉变。其中大多数是常用药材，主要有：牛膝、天门冬、玉竹、黄精、当归、甘草、百部、白术、天花粉、葛根、山药、知母、麦门冬、苍术、五味子、党参、蜈蚣、桑白皮等。中成药因包装不严，亦会发生霉变。而这种霉变往往又不能以肉眼明显地观察到，特别是普通家庭由于缺乏专业知识，药材存放不当，常致霉变。因此，煎药前必须仔细检视药材，对于轻微霉变者，专业工作者可采用淘汰法、沸水喷洗法、醋洗法和油擦法，清除霉尘后入煎。但对于普通患者来说，尽量不用为宜。尤其是霉变严重者，不论价格有多高，数量有多大，绝对不能使用，以免造成不良后果。

　　按中药炮制要求，对于植物类药材，如根、茎、全草、树皮及较大的果实，要进行切制处理；对于矿石、化石、贝壳等质地坚硬的药材，要进行粉碎处理；对于较小的种子、果实，也应捣碎后入煎剂。有人做过实验，取种子、果实类中药，如酸枣仁、莱菔子、火麻仁、芡实、紫苏子、决明子、橘核等，进行冲碎与不冲碎的不同处理。结果表明，水煎出物量，冲碎者为不冲碎者 2 倍以上，其中火麻仁、决明子高达 4 倍以上。有人称取粗细不同的四种黄连样品各 0.5g，分别加水 50 毫升，加热煎煮 1 小时，然后分别计算小檗碱的溶出率。结果显示，成段品为 34%，细条粒状品为 5%，粗粉为 58.17%，细粉为 72.43%。有人测定大枣擘破煎出物相当于完枣的 7 倍。解放军 251 医院对 30 种中药（根、根茎、种子、果实类）逐个做了全剂量饮片与半剂量颗粒煮散的煎煮试验，比较煎煮效果，认为山药、玉竹、茯苓、麦芽、薏苡仁、酸枣仁、芡实、香附、金樱子、黄芩等 17 种中药的半剂量颗粒煮散与全剂量饮片煎汤的第一煎效率相同。中国中医科学院院中药研究所的研究人员对中药汤剂粗末煎煮药材进行了相关实验研究，其结果表明，较细的药材颗粒，不成糊状，作煎剂，其煎出率比常规饮片高 51%。

由此可以看出，中药材通过粉碎处理后入煎剂，对提高疗效有很大帮助。原因就在于，粉碎后可增大药材表面积，充分暴露内部组织，增加与溶媒（水）的接触面，易于煎出有效成分。因此，建议药店及医疗单位，尤其是中医医院，应提倡中医传统的煮散法（张仲景《伤寒杂病论》、华陀《中藏经》、孙思邈《备急千金要方》都有应用煮散的记载），将汤剂进行粗粉碎后再付给病人。家庭煎药，如果取来的是饮片（未经粉碎），由于条件的限制，药材达到粉碎细的粒度要求难以做到，可以想办法尽量捣碎、剪碎，这样就能使药物的有效成分充分煎出，从而提高治疗效果。

检查药物时还应注意，如果手上涂过护手霜等化学制剂，可能会对中药造成污染，最好清洗后再接触中药，并将其倒进容器内。

日常生活中常常可以碰到有些人检视药物时，出于卫生习惯会对中药进行清洗，其实是没有必要的。中药通常在制作时会经过一系列的炮制，其中就有清洗去杂质、晒干等一系列的程序，这样煎出来的中药，卫生条件是达标的，不必再用水洗。尤其需要注意的是，有些中药是不能洗的，洗过之后药物有效成分会流失。像含有水溶性的糖以及苷类成分的药，水洗之后，这些药的成分有一部分就会溶于水中，从而导致药效降低，影响治疗的效果。还有一些药物就是粉末状或在配药的时候需要研末的，比如龙骨、桃仁、滑石粉等，如果将这些药物洗一遍的话，会造成药物的损伤，从而影响药效。有些药物需要炮制的，如醋制延胡索、蜜炙麻黄、酒制大黄、胆南星等，炮制后的药物加入了蜜、醋等辅料，如果清洗的话，就会导致这些辅料的流失。所以，如果实在是想清洗药材，用水快速地冲淋一次就可以了。

二、煎药用具

中药汤剂的药效与选用的煎药用具有着密切的关系，历代医家对煎药用具均有论述。如梁·陶弘景说："温汤勿用铁器。"明·李时珍说："煎药忌用铜铁器，宜用银器瓦罐。"历来传统以砂锅或瓦罐为佳。这是因为砂锅、瓦罐传热性能缓和，受热均匀，煎药时不易糊化，化学性质稳定，且在煎煮过程中，不易与药物所含的成分发生化学反应，煎出的药液质量好。除此以外，中医治病非常强调照顾后天之本，用药不可戕伐胃气，砂锅由土制成，能使各药在煎煮时都具有"土气"的气味，且可调和各药之间的特性。

如果家中没有砂锅或瓦罐，也可选用搪瓷锅、不锈钢锅和玻璃煎器，但铁皮暴露的搪瓷器皿不能用来煎药，以免引起不良反应。煎药用具在使用前须洗刷干净，如煎过剧毒药或气味、颜色特殊的药品，一定要及时洗刷干净，以免影响其他药剂质量。

煎药忌用铁、铜、铝锅，这是因为金属器皿和某些药物在煎煮过程中会产生化学反应。如用铁锅煎药，铁元素与药液中的鞣质发生反应，会生成不溶于水的鞣酸铁，使得药味苦涩，汤液变成墨绿色。而且因鞣酸铁的生成，减少了药液中的鞣质，某些有效成分，如生物碱不能与鞣酸结合生成易溶于水的盐，必然降低有效成分的浸出和药效。而用铜锅煎药，会溶出微量的铜，与中药成分产生化学反应。且铜容易产生铜绿（碱式碳酸铜），毒性很大，对人体有害且可溶于水中，更容易同中药成分产生化学反应。铝锅也不宜于煎药，因铝制品中含有铅、锌等有毒物质，对人体有害。又因铝是较为活泼的金属，化学性质不稳定，易与药物中的酸性或碱性物质发生反应，也可与黄酮类物质生成难溶性聚合物而影响疗效。特别是用朱砂拌染的药物，如朱茯神、朱远志等，更不宜在铝锅中煎煮。因朱砂（不宜入煎剂）可与铝器发生反应，易引起中毒。另外，过多的铝进入人体，会沉着在人的大脑皮质和延髓等组织中，抑制脑细胞的代谢，易致衰老，对人体健康不利，尤其对儿童影响巨大。

三、煎前清洗浸泡

中药在煎煮之前应先用冷水浸泡一段时间，这是中药煎法中的重要一环。但在日常生活中，不少病人误认为浸泡不好，拿起中药立即煎煮，甚至为节省时间直接加热水煎煮，这样做不利于有效成分的煎出，会影响疗效。

煎前浸泡的原因是，中药材绝大多数是干品，干燥而质地细密、坚硬，有效成分已结晶或定形沉淀于细胞内，水分不易渗入，如果在煎煮之前先用冷水浸泡一段时间，药材会变软，细胞会膨胀，药物的有效成分会先溶解一部分在水里，煎煮时可充分煎出大部分有效成分。另外中药一般含淀粉、蛋白质较多，不预先用水浸泡，加水后就直接用急火煎煮，会致药材表面的淀粉糊化，蛋白质凝固成膜，很快将药材表面的毛细管堵塞，水分就不容易透入药材组织的细胞中去，里面的有效成分难以分解出来，自然也就影响有效成分的煎出。如茵陈蒿汤经水浸泡后煎出有效成分为 30.98％，不浸泡仅煎出有效成分 23.70％。白头翁汤预先浸泡比不浸泡的煎出液抑菌范围明显增大。

对于浸泡时间长短，应根据具体药物而定，一般30 分钟即可，但也要根据药材自身质地轻重不同和季节温度差异分别对待。如花、叶、细茎等质地疏松的药物，浸泡 20～30 分钟即可；块根、根茎、种子、果实等质地坚硬的药物，应浸泡 30～60 分钟；而矿物、动物、介壳类药物，浸泡时间需更长。总之以药材浸透为准。广东省中医院的钟燕珠副主任药师指出，红花、鱼腥草等花草类药材，浸泡 15～20 分钟即可。浙贝母、淮山药等根茎类药材，因富含淀粉，需稍微久一些。但一副药里通常含多种中药，因此要采取"折中"原则，先大致分类，兼顾大多数药材的特性即可。另外，不同季节药材浸泡时间也不同，比如春秋季一般泡 30 ~ 60 分钟，而冬天气温低，不超过 60 分钟即可。夏季炎热，气温较高，药材浸泡过久容易变质，一般控制在 30 分钟以内。

浸泡水温也应注意，一般而言，中药煎前多用凉水泡，但有实验提示，中药煎前浸泡的最适水温为 40℃ ~ 50℃，在此温度区间，既能使药材湿润充分膨胀，又可提高有效成分煎出率。具体应用时应有所区分，如含挥发性成分的药材，宜用凉水；坚硬、胶质药材，宜用温水。忌用沸水浸泡，这是因为，中药所含的蛋白质遇沸水会因骤然受热而凝固，并使细胞壁硬化，外层形成紧密的胞膜，阻碍内在成分充分溶出。中药所含高分子物质，遇沸水后易形成胶体，不利于有效成分析出。尤其是中药切制、粉碎时，表面所留粉末因突然受热而糊化，会堵塞毛细管通道，使水分难以渗入，成分溶解后又难以向外扩散，最终影响有效成分煎出。芳香性中药，如薄荷、紫苏、广木香、砂仁、豆蔻等，含挥发油及挥发性物质，遇热容易挥发，不仅忌用沸水泡，煎煮时更应后下。

四、煎药溶媒

水是煎煮汤剂的常用溶媒。古人对煎药用水很讲究，这在历代医籍中屡见不鲜。如《内经》中的半夏汤用"流水千里以外者"，并"扬之万遍"。汉代张仲景选择的煎药用水有泉水、井花水、甘澜水、浆水等。明代医家李时珍在《本草纲目》中记载的煎药用水多达43种，如雨水、露水、泉水、河水、井水、地浆水、甘澜水、米泔水，以及腊雪、冬霜、夏冰，等等，并应用于不同方剂中。如甘澜水，即是取普通水（河水、溪水、天落水）置盆内，用杓扬之，使水上有许多泡沫。这一操作方法是利用空气中的氧气来氧化水中有机物，使水变得更为纯净。治疗奔豚的茯苓桂枝甘草大枣汤即是用甘澜水煎煮而成。而用泉水，则是取其下热利尿，使热从小便排出的功效，如百合知母汤用泉水煎煮。

现代煎药多用饮用水，如自来水、井水、江河水等，但必须保证水质澄清洁净，矿物质少，没有咸苦味。若因条件所限，难以得到理想的煎药用水，只能用不良的水煎药时，可先将水煮沸放冷，使部分矿物质沉淀，气味排出，然后再用来煎药。

中药汤剂，除用水作为溶媒外，常根据治疗上的特殊需要，以有利于有效成分的煎出，提高疗效为目的，有时也用酒、醋、童便或其他液体作为溶媒。如我国最早的方剂专著《五十二病方》中就记载有水煎者40方，酒煎者13方，油脂煎者9方，溺煎者6方。各种溶媒都有其本身的作用，选用得当会增强疗效，扩大治疗范围。

如酒为许多中草药的优良溶媒，可制成各色各样之酊剂。而酒又有温通经络、调和气血的作用，故治风湿骨痛的药大多数做成药酒。某些中草药的有效成分在酒中更易提取。如将抗皮肤真菌的中药酒、醋和水浸液进行实验，黄连、没药、白芍、白头翁等的酒浸或水浸液均有较强的抗菌作用。截疟方剂多数加入酒煎，因酒能温通气血，使药物加速发挥作用，有利于制止疟疾发作。现代研究表明，常山等截疟的有效成分，得酒则易于溶出。治疗胸痹的瓜蒌薤白白酒汤，原方三味药同煮。现代用法，白酒可用 30～60 毫升，再加水煎服。方中借白酒行气活血之力，以增强薤白行气通阳的作用。《傅青主女科》中的生化汤，用黄酒、童便各半煎服，用黄酒温通血脉以助药力；用童便，取其益阳化瘀，并有引血下行之效。

醋（苦酒）有收敛清热的作用，可促使动物药的钙磷成分易于溶解，又能增进食欲。如《金匮要略》黄芪芍药桂枝苦酒汤，用醋煎煮，就能加强该方清营中郁热的作用。动物药如龟板、鳖甲用醋炮制后，就易将其内含的有效成分煎出。某些因胃酸缺乏的消化不良患者，在相应的方药内加用稀释的醋煎煮，就可提高临床疗效。如《伤寒论》苦酒汤，单用醋为溶媒，并借醋"消痈肿，散瘀血"之功效，以增强苦酒汤治疗咽中溃烂的作用。

总之，汤剂选用何种液体作为溶媒，应按医嘱执行。

五、煎药加水量

汤剂在煎煮时加水量的多少，是影响药效的一个重要因素。加水过多，煎药时间势必延长，从而使某些药物的成分被破坏或消失，同时药液过多也不便服用；加水过少，药物浸煮不充分，有效成分不易煎出，达不到治疗效果。那么煎一剂药究竟加多少水合适呢？这要由药物的重量、体积及吸水能力等因素来决定。药量增大或减少，用水量也相应增减。重量相等的药物，质地轻松的体积就大，质地坚实的体积就小。如花、叶、草类及其他质地轻松的药物，吸水性能强，用水量宜多；矿石、化石、贝壳、果实类药物，因质地坚实，吸水能力弱，用水量宜少。所煎药物事先已经过水的浸泡，药材本身已吸足了水分，在加水时，应先将药物放入煎药的用具内，看准药面位置，第 1 煎加水至超过药面 2～3 厘米即可，第 2 煎、第 3 煎均加水至超过药面 1～2 厘米处。在连续煎第 2 煎、第 3 煎时，必须加入温水。如在热药里加入冷水，会使药材表面形成凝固膜，不易再煎透。同时煎药的用水应一次加足，不要中间加数次水。更不能把药煎干了再加水重煎，煎干的药应扔掉。

六、煎药火候

中药的煎药方法十分重要，历代医药文献对煎药火候均有记载。明代医家李时珍说："凡服汤药，虽品物专精，修治如法，而煎药者卤莽造次，水火不良，火候失度，则药亦无功。""先武后文，如法服之，未有不效者。"清代医家徐灵胎说："煎药之法，最宜深讲，药之效与不效，全在乎此。"可见，煎药火候不可忽视。

具体来说，"先武"，即是指没有煎沸之前用较强的火力；"后文"是指沸腾之后改用较小的火力，使药液保持微沸状态。小火微沸，可以减少水分蒸发和挥发性有效成分散失，有利于药物有效成分煎出，避免药液溢出及因锅底受热过猛而烧焦。所以现代一般遵循"先武后文"的煎药原则，即先用武火煮沸，再用文火和武火交叉煎煮，使有效成分充分煎出。有效成分不易煎出的矿物类，骨角类，贝壳、甲壳类药物及滋补调理药开始用武火煎沸，沸后文火慢煎，使药汁浓缩，药力持久。解表药则火力要强，时间要短。

七、煎药时间

煎药时间的长短，一般应根据药材的性质和病情而定，同时与加水量的多少、煎药火候的大小有密切关系。一般来说，根据浸泡原理，中药煎煮时间愈长，扩散值愈大，愈有利于有效成分的浸出，其煎出量则愈多。有人观察白头翁汤对金黄色葡萄球菌抑菌效果后发现，前 30 分钟抑菌直径为 17 毫米，60 分钟为 20 毫米，90 分钟为 22 毫米。可见有些药物如煎煮时间太短，有效成分难以充分溶出。因此，应保证药物有充分的煎煮时间，以获得有效成分的最大提取量。但也必须了解，药物中的有效成分在水中溶解到一定程度之后，即使延长加热时间，也不能增加有效成分的煎出量，一方面不耐热的成分破坏得更多，挥发性成分也丢失得多；另一方面可因药液过分浓缩而影响有效成分的扩散，甚至造成药液焦化，这样反而会使药液的质量受到影响。

此外，对不同的方剂和药物，须用不同的煎药时间。如治疗外感表证（如感冒等）的发汗解表药（多系植物的茎、花、叶，如紫苏、麻黄、桂枝、菊花、金银花、桑叶、薄荷等），因其体轻质松，含挥发油较多，煎药时间宜短，第一煎煮沸15分钟，第二煎煮沸10分钟；治疗虚证的滋补药（多系植物的根茎、果实及动物的甲、角、壳类，如党参、黄芪、金樱子、女贞子、龟板、鳖甲、鹿角等），因其质地坚硬厚实，滋腻性强，含有大量的营养物质，煎煮时间宜长，煎煮次数也应增加1次，即第一煎煮沸30～45分钟，第二煎、第三煎各煮沸30分钟。上述煎药的具体时间，还应根据实际情况和医嘱指示，灵活掌握。

具体而言，煎煮时间应根据药物和疾病的性质、有效成分溶出的难易和用药情况而定。一般来讲，第一煎以沸腾开始计算时间需20～25分钟，第二煎煮15～20分钟。解表药第一煎煮10～15分钟，第二煎煮10分钟。滋补药第一煎煮30～40分钟，第二煎煮25～30分钟。有先煎药需先煎10～30分钟，后下药应在最后5～10分钟入锅。

八、煎煮次数

　　煎药过程，主要是药物中成分溶出的过程。因为生药浸入水溶液后，药物本身吸收了一部分水，药物中所含的生物碱盐类、苷类、有机酸、有机酸盐类、糖类、鞣质、蛋白质、色素、酶类等多种成分几乎都溶于水中，树脂与脂肪油虽不溶于水，但与其他成分一起，亦能部分溶解，因此造成了药材内外浓度差，有效成分从组织内向外渗出。若生药内部有效成分与其中浸液的比值等于生药外部有效成分与外部浸液的比值，药材内外浓度相等，即处于平衡状态时，溶出停止，水中浓度便不再增加，必须滤去药液再加新的溶媒，使其重新建立浓度差，只有这样才有利于药材的成分继续溶出。

　　由此可知，中药汤剂只作 1 次煎煮，即使煎煮时间延长，也不能将药物有效成分全部提出，势必造成药材浪费，起不到应有的治疗效果。有人通过观察比较各类药材几个品种不同规格以及复方的煎煮次数的煎出程度，结果显示，单味药和复方的第一煎和第二煎占煎

出率的 70% ~ 80%，而第三煎和第四煎占煎出率的
20% ~ 30%，说明中药汤剂一般煎煮两次是合理且有必
要的。著名医家张锡纯很重视药物的第二次煎煮，他
说："富贵之家服药多不用次煎，不知次煎不可废。"

但煎煮次数过多并非是好事，因为有的药物有效
成分经过长时间加热会使其分解、水解，在溶出的同
时也会破坏药效。

需要注意的是，尽管中药一般煎煮两次，但还是
可以根据药物的不同进行调整，对于有效成分难于煎
出者及滋补贵重物应煎 3 次。

由于中药所含的成分在水中有溶出快的，也有溶出
慢的，在各次煎液中成分的性质、含量、比例有所不
同。为使煎出的有效成分分布均匀，可将第二次或第三
次的煎液混匀，灌入保温瓶内，1 日分 2 ~ 3 次服完。但
急性病人，为了争取治疗时机，第一煎可先服用。

需要注意的是，当天煎熬的中药汤剂应尽快喝完。
如果过夜服用或存放过久，从治病效果或卫生角度来
讲都是不好的，不但药效降低，而且由于受到空气、
温度、时间及细菌的侵袭、污染等因素的影响，药液

中的有效成分会分解破坏，加之细菌繁殖滋生，药液是很容易变质、变味，如果服用对人体健康是有害的。

九、药渣绞汁

药渣绞汁始于《伤寒论》大黄黄连泻心汤方，梁·陶弘景将其广泛运用于临床各种汤剂煎药中，是汤药煎制过程中的最后一个重要工序。但目前煎药，大多不进行药渣绞汁，致使药渣中所含的大量药液白白浪费掉，实在可惜。药渣绞汁有利于打破药液与药材组织的浸出平衡，保证下次煎煮时对药材有效成分最大限度的浸出。实验证明，一个含有植物药多的方剂，两次药渣绞汁所得药液的数量，为常规煎煮（不绞汁）液总体积的30%～35%，且色泽较深，气味浓郁，有效含量甚多。将澄出的药液和绞汁所得的药液合并一起服用，可大大提高疗效，缩短疗程，使药物有效成分得到充分利用。

绞汁方法：家庭煎药的药渣绞汁，可将药渣倒入洁净的纱布或透水性能好的棉布袋内进行挤压取汁。或者可通过外力按压（比如用大汤勺，或戴上一次性手套，用力挤按），将药渣中的残余药汁尽量挤压出来。榨汁必须趁温热操作，放置时间过久则药液易被药物吸收或挥发，很难再榨出药汁了。

如果发现中药处方里有些重量较轻、质地疏松、吸水性强的药物名字，如白茅根、蒲公英、菊花、马齿苋、鱼腥草、芦根、夏枯草、丝瓜络、金钱草等，这剂汤药就更要榨汁了。若不经过榨汁，部分药液白白随药渣被倒掉，不仅造成了药液浪费，还会影响疗效。

需要注意的是，中药饮片处方也是根据患者疾病对证开方的，虽然经过煎煮，但还有残余药性。合理利用中药药渣，尤其是通过熏洗、外敷、烫熨、洗手泡脚等中药外治法，"内服外治"，效果或更好。如果您正在服用中药进行治疗调理，不妨在咨询医生后采用如下方法：

熏洗：在药渣中加入 1000 毫升左右的水，再煎煮 15～20 分钟，放置一会儿后加适量白酒和醋，可用来熏洗疼痛、肿胀的部位。

热敷：在煎煮后的药渣中加入二两白酒、二两白醋，拌匀后用纱布包好。垫上一层毛巾，再用纱布包好的药渣热敷或湿敷疼痛、肿胀等不适的部位。

药枕：失眠或睡眠质量不佳的患者，如果正在接受中医药调理，可试试将煎煮过后的药渣晾晒烘干之后加上干陈皮，用纱布包好，做成枕芯，睡觉时放在枕头下安神助眠。不过，使用时一定要排除皮肤是否对相关药物过敏，有过敏迹象则应弃用。

烫熨：这种外治法和热敷相似，同样是将药渣用纱布过滤晾干，然后加500g粗盐，在锅里炒热或者用微波炉加热后再用布包起来，外敷身体疼痛、肿胀等不适部位，可起到一定的舒筋活络、祛湿止痛、活血化瘀作用。

洗手泡脚：在药渣中加入1500毫升左右的水，再煎煮15~20分钟，如果有花椒和艾叶，可各加一小把一起煎煮。煮过后将药液放置降温，达到可泡洗的适宜温度后加入适量的白酒、醋和盐，洗手泡脚。

十、特殊煎法

（一）先煎药

先煎药指某些药物煎煮时不与其他药物同下，而提前煎煮。主要包括以下三类：

1. 质地坚硬，有效成分不易煎出的药物，需打碎先煎 20～30 分钟后，再下其他药共煎。

（1）矿石类：石膏、寒水石、磁石、代赭石、青礞石、海浮石、花蕊石、自然铜等。（2）化石类：龙骨、龙齿等。（3）介壳类：紫贝齿、海蛤壳、牡蛎、珍珠母、瓦楞子、石决明、玳瑁、穿山甲、龟板、鳖甲等。（4）动物骨角类：水牛角、山羊角等。

2. 含有毒性的药物，应先煎 30 分钟以上，以降低、缓解毒性，确保病人用药安全，如乌头、附子、雪上一枝蒿、商陆、生天南星、生半夏、蜀漆等。

3. 有的药物虽然质地不一定坚硬，但因其有效成分难溶于水，亦应先煎，如天竹黄、藏青果、火麻仁、石斛等。

（二）后下药

后下药一般应用凉水浸泡 20 分钟，在药液沸腾 20 分钟后放进药锅，然后再煎 10 分钟。把药液倒出来，再煎第二煎，煎 30 分钟，然后再把这两煎放在一起，早晚分服。

后下药一般包括：（1）气味芳香，借其挥发油取效的药物，如薄荷、香薷、木香、檀香、降香、沉香、丁香、藿香、青蒿、玫瑰花、砂仁、豆蔻、肉桂、桂枝、佩兰、茵陈蒿等，一般宜在药煎好前 5～10 分钟放入。（2）药物的有效成分能迅速溶解水中，久煎则易破坏，如钩藤、杏仁、番泻叶、鱼腥草、大黄等，一般宜在药煎好前 10～15 分钟放入。

需要注意的是，有的药物是否后下，与其用途有关。如大黄，若用于泻下，需后下；若用于泻火解毒，活血化瘀，利胆退黄，则不能后下，而需与群药共煎。现代研究表明，大黄致泻的主要成分是蒽醌类，其中以番泻苷 A 作用最强，易溶于水，久煎后多被破坏。大黄又含有鞣质（具有收敛作用），久煎可使鞣质溶出，故不但无泻下作用，反而产生便秘。钩藤用于降压应后下，因所含的钩藤碱能兴奋呼吸中枢，抑制血管抑制中枢，扩张周围血管，使血压下降。但煎煮 20 分钟以上，所含钩藤碱成分受到破坏，降压作用随之降低。钩藤久煎有镇静作用，可用于治疗惊痫抽搐。

（三）包煎药

1. 小粒状或粉末状药物，入煎后或浮于水面，或沉入锅底，影响煎煮，如海金沙、苏子、蒲黄、滑石粉、百草霜等。

2. 含黏性物质较多的药物，在煎煮过程中易沉粘锅底而烧焦，如葶苈子、车前子、菟丝子、北秫米、白粳米等。

3. 带有绒毛或毒刺的药物，直接煎煮，绒毛、毒刺易脱落于汤液中，服之对咽喉有刺激，或刺伤口腔、消化道，如旋覆花、枇杷叶、辛夷、全蝎等。

4. 药用部分为某些动物、昆虫的粪便，含有泥土杂质，如五灵脂、夜明砂、晚蚕砂等。

包煎的药袋，应以双层纱布制作，要做得大一些，一般以装半袋药为宜，以免入煎后药物吸水膨胀挤得太紧，影响有效成分的煎出。

（四）烊（溶）化药

烊（溶）化药，指某些胶质、黏性大及易溶的药物。包括以下几类：

1. 用动物的皮、骨、甲、角经特殊加工制成的凝固胶剂，如驴皮胶（阿胶）、虎骨胶、鳖甲胶、龟板胶、鹿角胶等。

2. 膏类药物，如枇杷叶膏、益母草膏、夏枯草膏、二冬膏、参芪膏、琼玉膏、金樱子膏、鸡血藤膏等。

3. 糖类药物，如饴糖、蜂蜜等。

4. 易溶药物，如芒硝、玄明粉等。

以上药物，使用时应在汤药煎好后，置于去渣的药液中微煮，或乘热搅拌，使之溶解后服用。

（五）另煎（炖）药

另煎（炖）药，多为贵重药，为了尽量保存其有效成分，避免有效成分被其他药吸收，通常是另煎或另炖成药液后，再与其他过滤澄清的药液混合在一起服用，如人参、西洋参、鹿茸、三七、羚羊角等。

（六）泡服药

泡服药，又称焗服药。主要指某些有效成分易溶于水或久煎容易破坏药效的药物，可以用少量开水或复方中其他药物滚烫的煎出液趁热浸泡，加盖焖润，减少挥发，半小时后去渣即可服用，如藏红花、番泻叶、胖大海等。

（七）生汁兑入药

生汁兑入药，是将某些含汁的鲜药捣烂绞汁，兑入煎好的药液中，如鲜生地汁、生藕汁、生姜汁、梨汁、韭菜汁、萝卜汁、白茅根汁等。

（八）冲服药

1. 贵重药物，如羚羊角粉、鹿茸粉、人参粉、珍珠粉、三七粉、牛黄粉、麝香、熊胆等。

2. 不耐久煎的药物，如琥珀末、砂仁粉、豆蔻粉、沉香粉、鸡内金粉、雷丸粉等。

（九）煎汤代水

煎汤代水，是将药物先煎 20～30 分钟，取其澄清液，然后用澄清的汤液代替水，再煎其他药物。包括以下几种：

1. 质地轻浮，用量较大的药物，如竹茹、茵陈蒿、玉米须、芦根、白茅根、糯稻根等。在同一剂药中，仅此一味药，其体积往往和其他药相等或超过其他药，如果放在一起煎煮，不仅本身有效成分难以煎出，而且还会吸收其他药物的有效成分，因此需采用煎汤代水法。

2. 含泥沙的药物，如灶心土，如果包煎，难免会有些泥沙混入药液之中，影响药物质量，采用煎汤代水法，就避免了这一弊端。

（十）机煎中药

中药煎煮机是一种带有电控装置的全封闭微压容器，利用水煎沸及其产生的蒸气一次性使药物的成分充分煎出，煎药方便，且可以提高工作效率，减轻工作量，保证中药疗效，更符合卫生学要求。

机煎中药，服用比较方便。一般情况下，机煎中药都是包装在医用塑胶袋中，包装过程也在全封闭无菌状态下进行的。这种袋装药液抗挤压、不易破损，在常温下能保存 10 天左右，无论居家还是外出携带都非常方便。服药时，只需将药包放进热水内浸泡约 10～20 分钟即可饮用。微波炉加热后的机煎袋装中药不会影响药效的发挥，可以放心服用。

（十一）中药配方颗粒

中药配方颗粒是由单味中药饮片经提取浓缩制成，供中医临床配方用的颗粒。国内以前称单味中药浓缩颗粒剂，商品名及民间称呼还有免煎中药饮片、新饮片、精制饮片、饮料型饮片、科学中药等。

中药配方颗粒是用符合炮制规范的传统中药饮片作为原料，经现代制药技术提取、浓缩、分离、干燥、制粒、包装精制而成的纯中药产品系列。它保证了原中药饮片的全部特征，能够满足医师进行辨证论治，随证加减，药性强、药效高，同时又具有不需煎煮、直接冲服、服用量少、作用迅速、成分完全、疗效确切、安全卫生、携带保存方便、易于调制和适合工业化生产等许多优点。中药配方颗粒在美国、欧洲、澳大利亚、韩国、日本、香港等国家和地区发展极快，我国中药配方颗粒目前正在推广中，病人可根据情况酌情选用。

第二章　汤剂的服法

中医自古就有"方虽中药，而服之不得其法，非特无功，反而有害"之说，由此可见服药方法的重要性。正确服用汤剂需要了解服药时间、药温、剂量等关键要素，以充分发挥药效。

一、服药时间

（一）即时服

对于急性病来势峻猛者，当不拘时间，即时顿服足量的药物，以迅速控制病情。顿服，指一剂汤药一次服下，必要时可1日内服2~3剂。如《伤寒论》治下后阳虚，用以急复其阳的干姜附子汤；治过汗阳虚的桂枝甘草汤；涌吐痰涎宿食的瓜蒂散；《金匮要略》治肺痈喘不得卧的葶苈大枣泻肺汤；治肠痈的大黄牡丹汤等，方后注皆为"顿服"。日服 2～3 剂的，如《温病条辨》治燥干清窍的翘荷汤，方后注"煮取一杯，顿服之，日服二剂，甚者日三服"。1 日之内顿服 2～3 剂汤药，用量颇大，意在顿挫上焦气分燥热，以免病邪传入营分。

（二）分服

分服，即将 1 天的汤剂药液分次服之，临床上最为常用。其目的是在服药期间使药效在体内维持合理有效浓度，便于持续发挥药的效力。分服法应根据病情需要、药物性质以及个体差异因素等灵活掌握，如 1 日 1 次至 1 日 4 次不等，或少少含漱吞咽、昼夜分服、逐渐加量等等。一般是每日 1 剂，第一煎、第二煎或第三煎，混合后分 2 次或 3 次服完。

古代也有昼夜分次定时服法，但因夜间服药不便不常使用。如《养生必用》说："世人服药，多只日间服之。往往间不服，致药力不相接续，药不胜病。

而冬日夜永，尤非所宜。"《温病条辨》治热灼胸膈的凉膈散，方后注："温服，日三夜二，得下热退为度。"治邪袭肺卫的银翘散，方后注："每服六钱……病重者约二时一服，日三服，夜一服；轻者，三时一服，日二服，夜一服。病不解者，作再服。"在此只做简要介绍，不再赘述。

（三）频服

频服，是将一天的药量，不拘时间采用小量多次的服药法。此法适宜于患有上消化道、上呼吸道不适的患者（如呕吐、阵咳、咽痒等）。方法是将 1 天的药量分少量多次服入，这样有利于药效持续。特别是那些正虚邪实不宜峻攻的患者，取其量少力缓以防伤正。如《伤寒论》治少阴病，咽痛生疮，不能语言，声不出者的苦酒汤，方后注"少少含咽之"，令药液直接持续地作用于病损部位，以提高疗效。《卫生宝鉴》所录治大头天行（大头瘟）的普济消毒饮，亦"半以汤调，时时服之，半以蜜丸，噙化之"。再如止呕吐药，在服药前先服生姜汁少许，再采用药量少而频服的方法，其止呕效果好。

此法需注意"中病即止，不必尽剂"。如外感风寒用辛温解表药，服药后汗出表解，即应停药，否则必伤正气。

（四）连服

连服即将药量在较短时间内服完，使药液在短时间内达到较高药效浓度，便于更快更好地达到治疗目的，如小儿高热、惊风等病的给药方法。

（五）空腹服

滋补药、泻利药、驱虫药及制酸药，最宜空腹时服用。

滋补药，如八珍汤、四物汤、当归补血汤等，方后注皆为"食前服"。这样药物在肠中能加快吸收，充分发挥其滋补作用。最好在夜间临睡前也服1次，如《温病条辨》加减复脉汤（有养血、敛阴、生津、润燥的功效）方后注："日三，夜一服"。这样可使药力持续以保持治疗效果。

润肠通便药，如麻子仁丸，方后注"空心时米饮送下"，以利清除胃肠积滞。

攻逐水饮药，如十枣汤，方后注"平旦服"。平旦即日出的时候，此时病人胃肠空空，药汤可直接刺激肠壁，以发挥泻水逐饮之效。

驱虫药，如乌梅丸、肥儿丸、化虫丸等，皆宜在清晨空腹时服用，使药物直接作用于虫体，以收驱虫之效。

制酸药，如乌贼骨、煅瓦楞子等，宜空腹时服，以减少胃酸并增强对胃黏模的保护作用。临床上用乌贼骨粉 3 份，甘草粉 2 份，每服 2g，每日 3 次，饭前冲服，治疗胃溃疡疗效显著。

凡空腹服药，需在服药后 1 小时左右再进饮食，以利于药物的吸收。

（六）食后服

消食导滞药及对胃肠有刺激的药，宜食后服。消食导滞药，如山楂、神曲、麦芽、谷芽、鸡内金、莱菔子等，食后服有利于消化新纳之食物。对胃肠有刺激，易产生恶心呕吐或腹痛腹泻的药物，如皂角刺、皂矾、乳香、没药等，饭后服可减少对胃黏膜的刺激。

（七）发病前服

规律性发作的疾病，在症状发作前服药，可产生良好的截断作用，如治疟疾的蜀漆散，方后注："未发前以浆水服半钱，临发时服一钱匕。"现今治疗疟疾，多在发作前 2 小时服药，效果好。这是因为疟疾未发时，气血未乱，邪正未争，此时服药，便于吸收。

再如治脾肾虚寒五更泻（即黎明之前腹泻）的四神丸，宜在临睡前或午夜时服药，这样药效可持续到天明，以起到止泻的作用。

（八）睡前服

临睡前服药，可使药物在胃肠内容物少的条件下充分吸收，以利于在夜间发挥治疗效果。

安神治失眠药，如朱砂安神丸、珍珠母丸、定志丸等，方后皆注为"睡前服"。

止遗尿遗精药，如桑螵蛸散，方后注："夜卧人参汤调下三钱。"

（八）老年人慢性病服药时间

我国传统上以花甲之年，即 60 岁以上为老年。由于老年人的生理特点及衰老的病理改变，患慢性病的老年人于白天每日服药 2 次为宜，即早晚分服。病情较重者，可在夜间 10 点左右再服药 1 次。据统计，老年人最常见的病是高血压、糖尿病、慢性支气管炎、肺气肿、肺心病、冠心病、消化性溃疡、癌症等。这些疾病大多是昼轻夜重，且多发于夜间，故夜 10 点左右再服药 1 次，目的是使药力持续发挥作用，以控制病势，防其夜间恶化。

二、服药温度

服药温度也是服药时应注意的问题。服用药液的温度，有温服、热服、冷服之分。

温服，即将煎好的汤液放温后服用。中药汤剂一般要求温服，其道理有二。一是中医认为冷（凉）者属阴，阴盛必有损于阳，对于寒证，阳气本来就虚，再进冷汤剂，势必更损其阳气；因温能祛寒，故药以温服为好。二是因为汤液放冷后许多有效成分由于溶解度小而析出沉淀，所以煎药后趁热过滤，稍放后温服最为理想。因此时易形成的沉淀物未从溶液中析出，即使有沉淀也很少量，沉淀颗粒也较微细，从而可以得到应有的药效。当汤液放冷之后，要温服时，不能只加热到温度不凉就服用，必须将其加热至沸腾，使汤液中沉淀的有效成分重新溶解，待放温后再服用。

热服，即将煎好的药液趁热服下。治疗寒性病症的药液宜热服。寒性病症，就是指人体因受寒邪侵袭或因阳气不足而引起的寒性病证候，如面色㿠白，畏寒肢冷，口不渴或渴喜热饮，痰多白沫，腹痛喜温按，大便溏泻，小便清长，舌苔白润，脉沉迟等。寒证用热药宜热服，属"寒者热之"，以助药力。对真热假寒的病症，用寒性的药物亦应热服，属"寒药热服""治热以寒，温而行之"之法，以减少病人服药格拒的发生。一般祛寒、解表、理气、活血、化瘀、补益剂宜热服。

冷服，即将煎好的药液放冷后服下。治疗热性病

症的药物宜冷服。热性病症，就是指人体因感受热邪
（或其他外邪化热）或阳气亢盛而引起的热性证候，
如高热，面色红赤，口渴喜冷饮，小便短赤，大便秘
结，舌质红，苔黄燥，脉滑数等。热证用寒药，药宜
冷服，属"热者寒之"。对真寒假热的病证，用热性
的药物亦应冷服，属"热药冷服""治寒以热，凉而
行之"之法。一般清热、解毒、祛暑、止血、收敛之
剂宜冷服。

三、服药剂量

所谓"剂量"，是指投予患者药物的用量。药物
能否充分发挥治疗作用而不引起中毒反应，与其剂量
的大小有密切关系。剂量过小达不到疗效，治不好疾
病。但剂量过大，又会产生中毒反应和副作用，同时
也加重了患者的经济负担，浪费药物。在使用毒性明
显的药物时，应从小剂量开始，逐渐增加，中病即止。
正如《神农本草经》所说："若用毒药疗病，先起如
黍粟，病去即止。不去倍之，不去十之，取去为度。"
表明用药以稳妥为法，先用黍粟（为最小的有效剂

量）大小的剂量，病"不去时"，可以加大一倍剂量；病仍"不去"，再加大十倍的剂量。也就是说病不去可以逐渐增加剂量，一直增到"病去"的剂量为止。

一般中药饮片的常用内服剂量（即有效剂量）约为 5～10g，部分常用较大剂量为 15～30g，上下浮动较大。

对剂量的掌握，主要从以下三个方面考虑：

（一）药物性质与剂量的关系

药性峻烈和有毒的药物，用量宜小；药性平和者，用量宜大。药物质地较轻或有效成分容易煎出者，如花、草、叶之类，用量宜小；质重或有效成分不易煎出者，如矿石、化石、贝壳、果实之类，用量宜大。

（二）病情、年龄、体质与剂量的关系

对于重病、急性病、体质较强者，用量宜大；轻病、慢性病、体质弱或老年人、儿童，用量宜小。一般 10 岁以上儿童与成年人用量相差不大；5～10 岁儿童，可用成人量的 1/2；2～5 岁儿童，可用成人量的

1/3；2 岁以内的婴儿可用成人量的 1/4。有毒药物不
在此比例。老年人气血渐衰，特别是作用峻烈的攻病
祛邪药物，易损正气，应适当低于成年人用药量。
60～70 岁的老人约用成年人量的 4/5；70～80 岁的约
用成年人量的 3/4；80 岁以下的则约用成年人量的
1/2。

（三）地区、季节与剂量的关系

寒冷潮湿地区，温燥药用量可稍大；温热干燥地
区，清凉药用量可稍大。夏季用热药，冬季用寒药，
用量宜小；夏季用寒药，冬季用热药，用量宜大。以
上所述，是指一般情况而言，都不是绝对的规律，医
生在临床用药时需全面考虑，灵活运用。

第三章 用药禁忌

一、药物配伍禁忌

中医治病，除极少数用单味药外，多数是用由两味以上药物配伍组成的复方。因为每一味药物都有多种功能、多种适应证，所以药物配伍之后，所发生的变化是很复杂的。配伍得当，药物间互相协同，能提高疗效，减少毒副作用；配伍不当，会降低疗效，或产生毒副作用。后者属于药物配伍禁忌。历代医家对于药物配伍禁忌的认识并不一致，到金元时期，概括为"十八反"和"十九畏"，并编成歌诀供后学习诵。兹附录于下，以供参考。

十八反：

本草明言十八反，半蒌贝蔹及攻乌。

藻戟遂芫俱战草，诸参辛芍叛藜芦。

半蒌贝蔹及攻乌：半夏、瓜蒌、贝母、白蔹、白及均反乌头（含川乌、草乌、附子、天雄）。

藻戟遂芫俱战草：海藻、大戟、甘遂、芫花都反甘草。

诸参辛芍叛藜芦：人参、沙参、丹参、玄参、细辛、芍药（白芍、赤芍）都反藜芦。

十九畏：

硫黄原是火中精，朴硝一见便相争。

水银莫与砒霜见，狼毒最怕密陀僧。

巴豆性烈最为上，偏与牵牛不顺情。

丁香莫与郁金见，牙硝难合京三棱。

川乌草乌不顺犀，人参最怕五灵脂。

官桂善能调冷气，若逢石脂便相欺。

即硫黄畏朴硝，水银畏砒霜，狼毒畏密陀僧，巴豆畏牵牛，丁香畏郁金，牙硝畏三棱，川乌、草乌畏犀角，人参畏五灵脂，肉桂畏赤石脂。

"十八反"和"十九畏"诸药，有一部分同实际应用有些出入，历代医家也有所论及，并引古方为据，证明某些药物仍然可以合用。如《金匮要略·痰饮咳嗽》所载甘遂半夏汤中有甘遂和甘草；《医宗金鉴》中的通气散坚丸、海藻玉壶汤，《疡医大全》中的内消瘰疬丸，李东垣的散肿溃坚汤等，均合用甘草和海藻；青州白丸子、冷哮丸等均合用乌头和半夏；感应丸中的巴豆与牵牛同用；十香返魂丹中丁香、郁金同用；大活络丹中乌头与犀角同用；等等。近年来有报道用甘遂半夏汤治疗咳嗽、痰喘、痛引胸胁、脉沉实有力的渗出性胸膜炎、支气管炎大多有效，且未发生中毒现象。海藻和甘草同用的报道更多，如治疗甲状腺囊肿、颈淋巴结核、肺结核、骨结核、骨瘤、乳腺癌、慢性盆腔炎、动脉硬化、高血压、脑血管意外等，均收到良好效果，未见不良反应。人参与五灵脂同用，治疗虚实夹杂的冠心病、胃溃疡、肝脾肿大、子宫肌瘤、卵巢囊肿、小儿疳积等病，均获良效。这都说明十八反、十九畏不是绝对禁忌的。

除了相沿承袭的十八反、十九畏的药物外，其实还有很多药物具有反恶畏忌的记述。如人参不宜与皂角配伍，服用人参期间不宜食萝卜、喝浓茶；山茱萸恶桔梗、防风、防己；大黄恶干漆；川芎恶黄连、黄芪、山茱萸、狼毒，畏硝石、滑石；五味子恶玉竹；天花粉恶干姜，畏牛膝、干漆；天南星恶莽草，畏附子、干姜、生姜、防风；巴豆恶囊草，畏黄连、藜芦；巴戟天恶朝生、雷丸、丹参；牛膝恶龟甲、陆英，畏白前；半夏忌海藻、饴糖，畏雄黄、生姜、干姜、秦皮、龟甲；玄参恶黄芪、干姜、大枣、山茱萸；瓜蒌恶干姜，畏牛膝、干漆；甘草恶远志；甘遂恶远志；白及畏李核、杏仁；白芍恶石斛、芒硝，畏硝石、鳖甲、小蓟；白芷恶旋覆花；石菖蒲恶地胆、麻黄，忌饴糖、羊肉；石膏恶巴豆、莽草、鬼臼素；地骨皮反驴肉、无鳞鱼、河豚；地黄恶贝母，忌葱白、韭白、薤白；当归恶蔺茹，畏石菖蒲、牡蒙，反蒲黄、海藻；防己忌生葱，恶细辛，畏女菀、卤碱、萆薢；防风恶干姜、藜芦、白薇、芫花，畏萆薢；何首乌忌与天雄、乌头、附子、仙茅、干姜、肉桂等诸燥药同用，并恶萝卜、菜蔬；吴茱萸恶丹参、硝石、番泻叶、蓖麻子，畏紫石英；杏仁恶黄芩、黄芪、葛根，戒粟米，畏犬肉；杜仲恶玄参、蛇蜕；牡蛎恶麻黄、辛夷、吴茱萸；

补骨脂恶甘草，忌芸薹、羊肉；附子恶蜈蚣，畏防风、甘草、黄芪、乌韭、大豆；麦门冬忌鲫鱼；龟甲恶人参、沙参、蜚蠊；泽泻畏海蛤、文蛤；细辛恶狼毒、山茱萸、黄芪，畏硝石、滑石；前胡恶皂荚，畏藜芦；厚朴恶寒水石、硝石、泽泻，畏硫黄，忌诸豆；威灵仙忌茶叶、牛乳、牵牛子；茯苓恶白蔹，畏牡蒙、地榆、秦艽、鳖甲；荆芥忌食鱼；党参恶皂角、黑豆、紫石英、人尿，畏五灵脂；桔梗忌猪肉，畏白及、龙胆、龙眼；续断恶雷丸；瓦楞子恶牡丹、贝母、巴豆；鹿茸畏大黄；麻黄恶辛夷、石韦；黄芩恶葱实，畏丹砂、牡丹、藜芦；黄芪恶白鲜皮、龟甲；黄连忌猪肉，恶菊花、芫花、白僵蚕、款冬花、玄参、白鲜皮；黄柏恶干漆；滑石恶曾青；紫苏忌鲤鱼；紫菀恶藁本，忌雷丸、远志、瞿麦、天雄，畏茵陈；酸枣仁恶防己；鳖甲恶矾石；麝香忌大蒜；紫花地丁恶咸水，畏磁石；蛇床子恶牡丹、巴豆、贝母；苦参恶贝母、漏芦、菟丝子；寒水石畏地榆；牛黄恶龙骨、蜚蠊、龙胆、地黄、常山，畏牛膝、干漆；地肤子恶桑螵蛸；瞿麦恶桑螵蛸；玉米须忌与蛤蚧、田螺同食；莱菔子不宜与人参、熟地、何首乌同用；五灵脂不宜与没药同用；朱砂忌与海藻、海带同用；白僵蚕恶桑螵蛸、桔梗、茯苓、茯神、萆薢；阳起石恶泽泻、雷丸、蛇蜕、石葵，忌羊血，畏菟丝子；赤石脂恶大黄，畏芫花、松脂、黄芩；桑螵蛸畏旋覆花；乌贼骨恶白蔹、白及、附子；紫石英畏扁青、附子，不宜与鳖甲、黄连为伍等等。

近年来对十八反、十九畏的研究报告渐多，但认识不一，还有待做较深入的实验和观察，并研究其机理。因此，目前应采取慎重态度，在没有充分根据及实际应用经验时，应尽量避免盲目配伍应用。

二、妊娠用药禁忌

治疗妊娠妇女的疾病，在用药时应注意保护胎元。凡有损胎元以致堕胎的药物，均应作为妊娠用药禁忌。根据药物对胎元损害程度的不同，一般可分为禁用与慎用二类。

禁用的大多是毒性较强，或药性猛烈的药物，如水银、轻粉、砒霜、巴豆、牵牛子、马钱子、大戟、芫花、甘遂、商陆、斑蝥、三棱、莪术、水蛭、虻虫、乌头、附子、天雄、雄黄、雌黄、硫黄、铅粉、硇砂、蜈蚣、干漆、麝香、蟾酥等。

慎用的包括通经祛瘀、行气破滞以及辛热药物等，如桃仁、红花、苏木、当归尾、赤芍、蒲黄、五灵脂、牡丹皮、穿山甲、牛膝、益母草、乳香、没药、大黄、芒硝、枳实、槟榔、厚朴、郁金、瞿麦、通草、薏苡仁、木通、葶苈子、洋金花、牛黄、滑石、瓜蒂、胆矾、代赭石、半夏、干姜、肉桂等。

凡禁用的药物，绝对不能使用。慎用的药物，则可依《内经》"有故无殒，亦无殒也"的原则，根据孕妇的具体情况，酌情使用。如《金匮要略》中用干姜人参半夏汤，治疗妊娠呕吐不止。但没有特殊必要时，应尽量避免，以防发生事故。

附：《珍珠囊补遗药性赋》妊娠服药禁忌歌
蚖斑水蛭及虻虫，乌头附子配天雄；
野葛水银并巴豆，牛膝薏苡与蜈蚣；
三棱代赭芫花麝，大戟蝉蜕黄雌雄；

牙硝芒硝牡丹桂，槐花牵牛皂角同；

半夏南星与通草，瞿麦干姜桃仁通；

硇砂干漆蟹瓜甲，地胆茅根都失中。

注释：

（1）蚖，即芫青（青娘子）。也有的说是虫变蛇属之蚖蛇，尚待考证。

（2）斑：即斑蝥。

（3）野葛：为马钱科植物胡蔓藤全草，别名吻莽。

（4）黄雌雄：即雌黄、雄黄。

（5）桂：即肉桂。

（6）地胆：为昆虫类芫青科地胆虫。

三、服药饮食禁忌

服药时的饮食禁忌简称食忌，也就是通常说的忌口。服药期间饮食不当可影响药物吸收和代谢，降低药效，甚至产生副作用。我国现存最早的药物学专著《神农本草经》所载的 365 种药物中，有一半以上既是药物，又是食物，由此可见药物和食物之间存在着必然的联系，体现在它们的相生相克关系上，即寒凉性食物克温热性药物，温热性食物克寒凉性药物。而通过不同的加工炮制可以使药物功效增强或者改变其性能。很多医家在治疗疾病的时候，非常重视服用药物时的饮食宜忌。服药的同时，如果合理饮食，往往可达到事半功倍之效果。

根据疾病的特点，中药的饮食禁忌可分为四类，即：忌食生冷类，忌食辛辣类，忌食油腻类，忌食腥臭类。生冷性食物多寒凉，易伤阳气，故在服用解表透疹、祛寒逐湿、温通经络或温脾暖肾的药物时，应忌食生冷食物；辛辣类食物性温热，易耗气动火，故在服用滋阴补肾、养阴清热的药物时，应忌食辛辣食物；油腻之物助湿生痰，滑肠滞气且难消化，故在服用健脾养胃，祛痰胜湿的药物时，应忌食油腻类食物；腥臭类食物多含有某些激素或异性蛋白，能够诱发人体的过敏反应，服用治疗过敏性哮喘、鼻炎、湿疹、荨麻疹、部分皮肤病的药物时忌用。具体而言，肝病患者不宜饮酒；冠心病患者不宜多食肥肉、蛋黄；肺病患者忌食辛辣食物；结石患者忌食动物脂肪、油炸食品，以及葱、姜、蒜、辣椒等刺激性食物；泄泻、痢疾患者忌食生冷油腻食物；高血压患者忌食动物脂肪、辛辣刺激性食物；痔疮、肛裂患者忌辛辣刺激性食物；疮疡肿毒及皮肤病患者忌食鱼、虾、蟹、猪头肉、猪蹄、鹅肉、鸡肉、羊肉等发物及辛辣刺激性食物；消渴患者忌食糖；水肿患者宜少食盐；妇女产后及月经期忌寒凉食品等。

我国古代医书中也有一些中药不能与某些食物同食的记载，如常山忌食生葱；地黄、何首乌忌一切血、葱、蒜、萝卜；薄荷忌鳖肉；商陆忌犬肉；桔梗、乌梅、黄连、胡黄连、补骨脂、吴茱萸忌猪肉；甘草忌猪肉、海菜；巴豆忌野猪肉、芦笋；苍耳忌猪肉、马肉；牛膝忌牛肉；仙茅忌牛肉、牛乳；半夏、石菖蒲忌羊肉、羊血、饴糖；荆芥忌驴肉，反河豚、一切无鳞鱼、蟹；细辛、藜芦忌狸肉；苍术、白术忌雀肉、青鱼；紫苏、天门冬、丹砂、龙骨忌鲤鱼；麦门冬忌鲫鱼；牡丹忌蒜、胡荽；威灵仙、土茯苓忌茶；丹参、茯苓、茯神忌醋及一切酸，以及蜂蜜反生葱等。

但所谓的饮食禁忌并非绝对，如水产中多种鱼类、虾、蟹、畜产中的羊、狗、驴、马、鸡、鹅肉等，蔬菜中的韭菜、香菇、芹菜、茴香等，这些食物性多甘温、香燥，食后多助热生火，尤为外证疮疡、肿瘤等所忌。以最常见的鲤鱼为例，其营养价值很高，有关资料显示，每百克鲤鱼肉中含有蛋白质17.3克，富含膀胱氨酸、组氨酸、谷氨酸、甘氨酸等。鲤鱼性味甘平，功能利水消肿，下气通乳，对水肿胀满，小便不利，黄疸，妊娠浮肿可作辅助食疗。

外感热证，尤其是在热邪不去，稽留壮热，继而口渴，烦躁便结时，常需多食水果、梨汁、西瓜等以生阴津。西瓜有天生白虎汤之称，梨有天生增肠液之说，正是用生冷治热病的典型。

一般都认为绿豆解毒、萝卜忌参，如《本草纲目》所言："绿豆肉平、皮寒，解金石、砒霜、草木一切诸毒，宜连皮生研，水服。"但解毒不能用解药性相同看待。绿豆性味甘寒，功能清热解毒，消暑生津，利水消肿。故脾胃虚寒，腹痛泄泻等证均不宜服。人参补气，萝卜破气，服参不食萝卜并非绝对。方剂学中有枳术丸，以补气之白术、破气之枳壳二药组成。一消一补，相反相成。治疗气虚兼有气滞之腹胀纳呆者，人参与萝卜同服，亦有相反相成之效。但纯属气虚者服人参时最好不吃萝卜，以免减少补气之功。

所以说，没有百病的发物，只有专病的忌食。

第四章 常见中药中毒
表现及救治方法

中药是防治疾病的有力武器，其疗效是举世公认的。但其中一部分药物具有不同的毒性，应引起医护人员及患者的重视。中药书籍中根据药物毒性的大小，在性味之下均标明"有大毒""有毒""有小毒"，以提示使用注意。有毒中药有其毒性的一面，又有治疗作用的一面，用之得当，往往能产生速效、高效，治疗许多危难重症，如类风湿性关节炎、红斑狼疮、恶性肿瘤等。在临床上有时也可以采用"以毒攻毒"的法则，如应用适宜的毒药来解疮毒、除毒疠、杀虫等。但用之不当，可产生毒副反应，危害身体健康，甚至导致死亡。

为保证临床用药安全，一旦发生中药使用不当引发中毒的状况，要充分发挥中西医学在急救中的作用。现将常见中药中毒表现及中药解救介绍如下，以便医护人员、患者及家属掌握运用。为了保证中毒患者的安全，同时应该采取必要的抢救措施。

一、有大毒中药

有大毒中药，指毒性剧烈，治疗量与中毒量接近，超量用药可致严重毒性反应且易于中毒致死的药物。

（一）砒霜

别名：砒石、砒黄、信砒、人言、信石。为砒石经升华而成的三氧化二砷精制品。

性味：味辛、酸，性热。有大毒。

功效：蚀疮去腐，杀虫，劫痰，截疟。

主治：内服治寒痰哮喘，疟疾；外用治疮疡腐肉不脱，瘰疬，走马牙疳，痔漏，癣及癌肿等。

用量用法：内服每次 0.002～0.004g，入丸散用。外用适量（不可过多或持续使用，以防局部吸收中毒）。研末撒、调敷或入膏药中贴之。

中毒表现：中毒的剂量可因个体耐受性不同而有显著差异，敏感者 1mg 三氧化二砷即可出现严重中毒症状，服至 20mg 便有生命危险。一般成人中毒量为 10mg，致死量为 100～200mg。

急性中毒潜伏期为 0.5～1h。中毒表现主要是神经系统刺激症状和肾、肝、心等脏器功能障碍。临床症状轻者，有眼睑水肿、眼花、皮肤发红等；重者则口咽干燥、灼热、吞咽困难，继而剧吐、腹痛腹泻，血压下降，少尿，发绀，四肢冷，虚脱，同霍乱病症极类似。死亡多发生在 24h 至数日内。

慢性中毒患者，有体力逐渐丧失，腹泻或便秘，蛋白尿，黄疸，肝脏肿大，肢体麻木等症状。

救治方法：（1）排出毒物：药物未被吸收或仅部分被吸收，速用一般解毒剂洗胃，再用硫酸镁 30g 导泻，以活性炭 20～30g 吞服吸收胃中残留物，必要时用肥皂水灌肠。（2）特效解毒药：二巯丁二钠。首剂 2g，以后每日 1g，溶于生理盐水或 5% 葡萄糖注射液，配成 5%～10% 的溶液，于 10～15min 内缓缓注射（不可静滴）。轻度中毒，每次剂量按体重计算为

2.5mg/kg，连用 10 天或直至完全恢复。重度中毒，每次剂量按体重计算为 3mg/kg，连用 10 天。本品宜深部肌注，必要时加局部麻药以减轻疼痛。配药及给药时应避免药液触及皮肤，以防引起皮肤反应。

（二）巴豆

别名：江子、刚子。

性味：味辛，性热。有大毒。

功效：攻下冷积，逐水退肿，祛痰涌吐，解毒蚀疮。

主治：内服治冷积便秘，寒实结肠，大腹水肿，寒痰咳喘，喉痹；外用治痈肿脓成未溃及疥癣恶疮等。

用量用法：本品大多制成巴豆霜用，以减低毒性。内服以巴豆霜入丸、散，0.1～0.3g。外用适量，捣膏涂；或以纱包擦患处。服本品时，不宜食热粥、饮热开水等热物，以免加剧泻下。无寒实积滞、孕妇及体弱者忌服巴豆。

有毒成分为巴豆油（巴豆树脂）、巴豆毒蛋白（巴豆毒素）。

中毒表现：口腔、咽喉灼热刺痛，流涎，恶心，

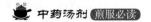

呕吐，及出血性急性胃肠炎的症状。巴豆油是最剧烈的泻药，口服半滴至 1 滴即能导致口腔及胃黏膜的烧灼感及呕吐，在 0.5～3 小时内即有多次大量水泻，伴有剧烈腹痛和里急后重，产生严重口腔刺激症状及胃肠炎症状。外用巴豆油对皮肤有刺激作用，引起皮肤发红，可发展为脓疱甚至坏死。

救治方法：误服在 6h 以内者，可用 0.2%～0.5% 高锰酸钾溶液或温开水洗胃。洗胃后灌服生绿豆水。采取对症和支持疗法，如脱水，可输液治疗；中枢神经抑制可嗅氨水或注射士的宁、尼可刹米等兴奋剂；腹泻剧烈可注射盐酸吗啡 15mg、阿托品 0.6mg；预防虚脱可皮下注射咖啡因及阿托品。《本草纲目》收载解巴豆毒的药物有黄连汁、菖蒲汁、甘草汁、葛根汁、白药子、黑豆汁、生藿汁、芦荟、冷水、寒水石等。

（三）马钱子

别名：马前、番木鳖。

性味：味苦，性寒。有大毒。

功效：止痛通络，解毒消肿。

主治：内服能治多种疼痛，如痈疽或跌打损伤肿痛、风湿痹痛、癌痛等；外用治咽喉痹痛。

用量用法：内服 0.3～0.6g，炮制后入丸散服。外用适量，研末吹喉或调涂。

有毒成分为士的宁，其含量常因产地和品种的不同而高低不一，炮制不合要求或超剂量用药，容易引起中毒。士的宁的毒性很强，口服 5～10mg 即中毒，30mg 能致死亡。含马钱子的中成药有马钱子散、九分散、舒筋丸、疏风定痛丸、跌打镇痛膏等。

中毒表现：士的宁对中枢神经有兴奋作用。由于脊髓反射性显著亢进，引起肌肉强直性痉挛，对延脑的呼吸中枢和血管舒缩中枢也有兴奋作用，但用药过量则抑制呼吸中枢，主要毒性表现为汗出周身发痒，哆嗦，头痛头晕，焦躁不安，呼吸加快，血压升高，面肌颈肌强直，继而高度反射兴奋，呈阵发性、强直性惊厥，角弓反张，牙关紧闭，两手握拳，颜面肌痉挛而呈"苦笑"状，呼吸肌强直收缩而发生窒息。以上症状可因光、声刺激而加剧。兴奋过后，继而麻痹，可因呼吸麻痹而死亡。

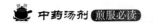

救治方法：以控制惊厥，保护延脑、中脑为治疗原则。首先必须避免光、声刺激。若中毒时间短，惊厥或肌肉强直未出现，可给予化学解毒剂，如在半杯温水中加鞣酸1g或在一杯温开水中加复方碘溶液1～2ml口服，使消化道中的士的宁产生不溶性沉淀，随即用高锰酸钾溶液洗胃，以减少吸收中毒。若已见惊厥，则应将患者移至黑暗及安静处，静注戊巴比妥钠或阿米妥钠0.3～0.5g；或给水合氯醛等镇静剂，以制止痉挛、惊厥，控制后酌情以1:2000高锰酸钾溶液或1%～2%鞣酸溶液洗胃。症状严重者，除输液外，还应立即吸入乙醚作轻度麻醉。中毒症状可因二氧化碳增高而加剧，应予氧气吸入。

阿片类药物有兴奋脊髓的作用，咖啡因有增加士的宁毒性的作用，抢救时均不得使用。

（四）乌头

本品有川乌、草乌两种。

性味：味辛、苦，性温。有大毒。

功效：祛风除湿，散寒止痛。

58

主治：寒湿痛，半身不遂，心腹冷痛，寒疝作痛，头风痛，偏头痛，跌打损伤疼痛等。

用量用法：内服一般炮制后用，入煎剂 1.5~3g，应先煎 30~60min，以减弱其毒性。入散剂或酒剂，1~2g。外用生品适量，研末调敷。

有毒成分主要为乌头碱、次乌头碱。常见中成药三七伤药片、风湿骨痛胶囊、玉真散、小活络丸、祛风舒筋丸、木瓜丸、虎骨木瓜丸、附子理中丸、祛风舒筋丸、跌打镇痛膏、少林风湿跌打膏、安阳精制膏、阳和解凝膏等均含乌头碱。

中毒表现：中毒症状大多在服药后 30~60min 出现，口舌、四肢及全身发麻，痛觉减退甚至消失，头晕眼花，烦躁不安，流涎，恶心呕吐，心律失常，血压下降，甚则昏迷、抽搐、虚脱、呼吸衰竭，或出现急性心源性脑缺血综合征而死亡。

救治方法：如服药时间短，药物未被吸收或仅部分被吸收，可用温开水或 0.02% 高锰酸钾溶液洗胃；50% 的硫酸镁 50ml 导泻。若药已被吸收出现中毒症状，应予保温、给氧，并使用阿托品、普鲁卡因为对抗剂，静脉输液对症支持治疗。全身麻木者可皮下注射戊四氮；烦躁不安用苯巴比妥镇静；心肌麻痹用毒毛花苷 K 治疗；呼吸衰竭用樟脑加人工呼吸；血压下降用肾上腺素。也可用中药辅助治疗：苦参 30g，水煎服；黄连 9g、黑豆 30g，水煎服；生姜 15g、生甘草 15g、金银花 18g，水煎服。亦可用中药蜂蜜冲服解毒或饮绿豆汤。

（五）雷公藤

别名：震龙根、蒸龙草、莽草、水莽子、水莽兜、黄藤、黄藤草、红柴根、菜虫药、黄藤根、黄药、南蛇根、红紫根、黄腊藤、水莽草、红药、山砒霜、黄藤木。

性味：性凉，味辛苦。有大毒。

功效：祛风除湿，活血通络，消肿止痛，杀虫，消炎，解毒。

主治：风湿痹痛，跌打损伤。还可用于治疗系统性红斑狼疮、牛皮癣，缓解癌症疼痛等。

用量用法：5～12g。全植株均有毒，且根皮毒性大于木质皮，宜去皮久煎服。亦有带皮入药者。

有毒成分主要是雷公藤碱等5种生物碱及卫矛醇等。

中毒表现：大多数毒副作用与剂量有关。主要为生殖系统、内分泌系统和消化系统损害，其次为血液系统和皮肤黏膜损害，其中最突出的是对生殖系统的毒性作用。表现为对消化道的局部刺激，如胃痛、上腹部灼热感、恶心呕吐、吐咖啡状血性液体、剧烈腹泻、肝区痛、肝大、黄疸、血便等；吸收后对中枢神经系统造成损害，如烦躁、嗜睡、口舌麻木、言语不清、醉酒步态、复视、眼睑下垂，甚至抽搐、昏迷等；以及引起肝、心的出血与坏死。

救治方法：含雷公藤的中成药制剂目前广泛用于治疗风湿、类风湿性关节炎、慢性肾炎、肾病综合征及某些胶原性疾病之中，由于其中毒量与治疗剂量较为接近，以及个体差异等方面的因素，雷公藤中毒临床常有出现，宜中西医结合处理。

为慎重起见，对患有心、肝、肾、胃等器质性疾患的患者及孕妇应禁用；对治疗过程中出现恶心呕吐、腹痛腹胀、肝肾区疼痛，尿中出现蛋白及血清转氨酶不正常时，应立即停药。中毒后一般急救措施，除催吐洗胃、灌肠、导泻外，可服鲜萝卜汁200g或蜂蜜100g开水冲服，也可用鲜韭菜汁或浓茶、羊血等以解毒。据20余个中毒案例的观察，中毒表现均为腹痛、呕吐、腹泻、嚎叫挣扎，但不发热。死亡大都在24h内，最多不超过4天。如在服雷公藤后4h内用催吐剂、泻剂，一般均能痊愈。

（六）斑蝥

别名：花斑蝥、花壳虫。

性味：味辛，性热。有大毒。

功效：破血消癥，攻毒蚀疮，散结消瘤。

主治：内服治经闭、癥瘕、多种癌肿；外用治积年顽癣、瘰疬、赘疣、痈疽不溃、恶疮死肌。

用量与用法：内服0.03～0.06g，炮制后多入丸散用。外用适量，研末或浸酒醋，或制油膏涂敷患处，不宜大面积用。

有毒成分为斑蝥素。

中毒表现：口服超剂量者预后多不良，常死于急性肾功能衰竭或多脏器功能衰竭。而服药剂量小、诊疗及时、救治措施得力和局部外用者预后多良好。主要表现为口腔及咽喉烧灼感，黏膜充血，甚至起疱糜烂，流涎，恶心，呕吐，呕血，腹痛，便血，头晕，头痛，视物不清，尿频，尿道烧灼感，排尿困难，尿少，尿闭，性器官兴奋，口唇和四肢远端麻木，复视，双下肢瘫痪，部分患者可出现肝大、黄疸等，严重者出现高热，昏迷，抽搐，惊厥。

救治方法：口服中毒者，尽快用活性炭混悬液洗胃，内服硫酸钠导泻，再服牛奶、蛋清等。如有严重酸中毒时，可给予乳酸钠或碳酸氢钠注射液。酌情充分补充 B 族维生素，并适当给予辅酶 A、ATP、肌苷、地巴唑等。对症治疗，如高热、惊厥时，除给予退烧药物外，可肌肉注射苯巴比妥钠，也可给眠尔通、利眠宁等。口服利尿药，如双氢克尿噻，酌量补充维生素 C 和 K。咽部灼痛时，用鲜天名精和白毛夏枯草，绞汁滴咽部，可减轻灼痛。

（七）水银

性味：味辛，性寒。有大毒。

功效：攻毒，杀虫。

主治：疥癣，梅毒，恶疮，痔瘘。

用量用法：本品不作内服，外用和其他药研末调敷。外用亦不可过量或久用，以免中毒。

有毒成分为汞。常见中成药如朱砂安神丸、梅花点舌丸、红灵散、九一散、九圣散、一捻金、磁朱丸、牙痛一粒丸、局方至宝散、安宫牛黄丸、蟾酥锭、紫金锭、舒肝丸、十香返生丸、万氏牛黄清心丸、牛黄千金散、小儿惊风散等均有使用。

中毒表现：口服中毒后，口中有金属味及辛辣感，黏膜红肿，口渴，呕吐，便血，尿血，尿少，呼吸困难，脉搏细小，体温下降，严重者最后因中毒性肾病、心衰而死。

急性汞中毒是由于在短时间内吸入大量汞蒸气而引起，目前已极少见到。一般是经皮肤吸收而中毒，或因内服致消化道吸收中毒。临床主要表现为：（1）神经系统症状：倦怠，嗜睡，头痛，头晕，心悸，全身极度虚弱，重者可发生晕厥、惊厥、痉挛、昏迷、休克。抢救不及时，在 1～2 天内有死亡的危险。（2）消化系统症状：恶心，呕吐，上腹灼痛，腹绞痛，腹泻，黏液便或血便，有明显的口腔黏膜肿胀、充血或溃疡出现，口内有金属味，流涎增多。（3）泌尿系统症状：水肿、尿少、蛋白尿、管型尿。严重者可发生急性肾功能衰竭。

慢性中毒多为职业性中毒，主要表现为：（1）口腔病变：口中有金属味，流涎，牙龈肿胀，出血，牙齿松动脱落，牙根、牙龈有蓝黑色"汞线"。（2）消化系病变：恶心、呕吐、食欲不振、腹痛、腹泻等。（3）神经异常：兴奋、不安、易怒、消极胆小、幻觉、缺乏自信、行为怪僻等。（4）汞毒性震颤：先见于手指、眼睑、舌、腕部，重者累及手臂、下肢和头部，甚至全身。此外尚有肝肾功能损害，性机能减退，呼吸系统、心血管系统等均受影响。

救治方法：口服中毒者，可用碳酸氢钠饱和溶液或冷开水洗胃，给予牛奶或蛋清或活性炭；肌注二巯基丙磺酸钠、二巯基丙二酸钠或二巯丙醇。若有口腔炎，可取贯众、黄连各10g，水煎漱口；绿豆、桔梗、甘草煎汤内服。

（八）闹羊花

别名：羊踯躅、黄踯躅、羊不食草。

性味：花：味辛，性温，有大毒。根：辛，温，有毒。果：苦，温，有大毒。

主治：祛风除湿，定痛，消肿散瘀，止痛杀虫，麻醉。内服治风湿顽痹，跌打损伤；外用治皮肤癣疮及斑秃。亦可用作手术麻醉。

用量用法：内服研末，0.3～0.6g；煎汤，0.3～0.6g；或入丸、散；或浸酒。外用：适量，研末调敷，或鲜品捣敷。

有毒成分主要为梫木毒素、杜鹃花素和石楠素。

中毒表现：恶心呕吐，腹泻，心跳缓慢，血压下降，动作失调，呼吸困难，严重者因呼吸停止而死亡。心电图表现为 T 波低平或倒置、房室交界性心律、室性期外收缩。

救治方法：用高锰酸钾洗胃，硫酸镁导泻，蛋清吸附毒物。纠正水、电解质紊乱。吸氧，抗休克，纠正心动过缓，给阿托品，个别严重者予升压药。或用中药栀子30g，水煎服。

（九）雪上一枝蒿

别名：铁棒锤。

性味：味苦、辛，性温。有大毒。

功效：消炎止痛，祛风除湿，活血祛瘀，散肿镇痛。

主治：跌打损伤、风湿骨痛、牙痛；外用治骨折、扭伤、疮疡肿毒、虫蛇咬伤。

用量用法：炮制后用，每次内服量不超过0.02g，一日量不超过0.04g。外用适量，酒磨敷。

有毒成分主要为乌头碱。

中毒表现：本品有剧毒，毒性反应在用药后0.5～3h内出现。主要症状为轻者嗜睡，口腔灼热感，分泌物增多；重者全身发麻，发软，发冷，发胀，喉部不适，恶心呕吐，流涎，头昏眼花，心悸烦躁，腹痛有便意；重笃者昏倒肢冷，心律不齐，血压下降，呼吸困难或抽搐昏迷，心电图显示频发性期前收缩。严重者可因循环、呼吸衰竭而死亡。曾有服药后仅2h出现中毒死亡的先例，故用之宜慎。

救治方法：根据一般临床经验，认为阿托品、普鲁卡因胺及奎尼丁是较有效的对抗剂，用之及时，可以获效。此外，民间亦用竹笋、竹根、竹子、芫荽、防风、茶叶、甘草等作为解毒剂，任选 2～3 种各 25g，水煎服；或猪油、红糖、蜂蜜任选一种煮稀饭吃，可酌情试用。

（十）钩吻

别名：野葛、断肠草。

性味：味苦、辛，性温。有大毒。

功效：祛风，攻毒，消肿，止痛。

主治：疥癣，湿疹，瘰疬，痈肿，疔疮，跌打损伤，风湿痹痛，神经痛。

用量用法：本品毒性剧烈，只作外用，切忌内服。外用适量，捣敷或研末调敷患处，亦可煎水洗或烟熏。

有毒成分为钩吻素甲、钩吻素乙等。

中毒表现：误服后症状多即出现，或迟至 1～2h 出现。神经肌肉系统表现为眩晕，语言含糊，吞咽困难，肌肉迟缓无力，呼吸肌麻痹，共济失调，昏迷。眼部症状为复视、睑下垂、视力减退、瞳孔散大。消化系统症状有恶心、呕吐、腹痛、腹泻、腹胀，口腔及咽喉灼痛。循环系统表现为心率缓慢，以后加速，血压下降。呼吸系统表现为呼吸困难，呼吸肌麻痹，轻者呼吸困难，重者死于呼吸衰竭。

救治方法：（1）排毒：以 1∶5000 高锰酸钾或 2%～3% 鞣酸液洗胃，洗胃后给予硫酸镁 20～30g 导泻。（2）解毒：出现类阿托品作用，可用新斯的明，每次 0.5～2mg，皮下或肌肉注射，至症状消失。（3）对症治疗呼吸无力、衰竭者，立即给氧，静脉注射可拉明、洛贝林，可交替使用，必要时人工呼吸机辅助呼吸。给予抗休克、抗心律失常治疗。（4）中药治疗：黄芩、黄连、黄柏、甘草各 50g，水煎服。民间亦有用白鸭、白鹅血灌服 1 次或 2 次的急救方法。

二、有毒中药

有毒中药，指毒性较大，治疗量与中毒量比较接近，但过量也可致中毒，甚至死亡的药物。

（一）曼陀罗

别名：洋金花、羊惊花、山茄花、风茄花、枫茄花、醉仙桃、大麻子花、广东闹羊花、大喇叭花、金盘托荔枝、假荔枝。

性味：辛，温。有毒。

功效：平喘止咳，镇痛，解痉。

主治：哮喘咳嗽，脘腹冷痛，风湿痹痛，小儿慢惊。亦可用于外科麻醉。

用量用法：内服 0.3～0.6g，宜入丸散，亦可做成卷烟分次燃吸（一日量不超过 1.5g）。外用适量。

有毒成分为莨菪碱、东莨菪碱、阿托品。

中毒表现：常于食用后 0.5～1 小时出现症状，表现为副交感神经系统的抑制和中枢神经系统的兴奋，与阿托品中毒症状相似。主要症状有口干、吞咽困难、声音嘶哑、皮肤干燥、潮红、发热，心跳增快、呼吸加深、血压升高、头痛、头晕、烦躁不安、谵妄、幻听幻视、神志模糊、哭笑无常、肌肉抽搐、共济失调或出现阵发性抽搐及痉挛。此外，尚有体温升高、便秘、散瞳及膝反射亢进。以上症状多在 24 小时内消失或基本消失，严重者在 12 ～ 24 小时后进入昏睡、痉挛、发绀，最后昏迷死亡。

救治方法：（1）洗胃、导泻：以 1∶5000 高锰酸钾或 1% 鞣酸洗胃，然后以硫酸镁导泻或灌肠，中毒时间长者可用生理盐水做高位洗肠，迅速清除毒物，减少体内吸收。（2）拮抗剂：用 3% 硝酸毛果芸香碱溶液皮下注射，以拮抗莨菪碱作用，15 分钟一次，直至瞳孔缩小、对光反射出现，口腔黏膜湿润为止。也可用水杨酸毒扁豆碱皮下注射，每 15 分钟一次，可用数次，直至症状减轻。（3）对症治疗：烦躁不安或惊厥时可给予氯丙嗪、水合氯醛、苯巴比妥、安定等镇静剂，但忌用吗啡或长效巴比妥类药物，以防增加中枢神经的抑制作用。对于中毒引起中枢神经抑制的患者，应给氧吸入并做人工呼吸。对惊厥昏迷的重症患儿可肌注新斯的明，每 3 ～ 4 小时 1 次。高热时用冰袋降温，酒精擦澡，予解热剂等。

（二）附子

性味：辛、甘，大热。有毒。

功效：回阳救逆，补火助阳，逐风寒湿邪。

主治：亡阳虚脱，肢冷脉微，阳痿，宫冷，心腹冷痛，虚寒吐泻，阴寒水肿，阳虚外感，寒湿痹痛。

用量用法：3～15g，入煎剂应先煎30～60分钟，以减其毒性。

有毒成分为乌头碱、次乌头碱。

中毒表现及救治方法：参见"乌头"条。

（三）大戟

性味：苦、辛，寒。有毒。

功效：泻水逐饮，消肿散结。

主治：身面浮肿，大腹水肿，胸胁积液，热毒痈肿疮毒，以及痰火凝聚的瘰疬痰核。

用量用法：煎汤内服，0.5～3g或入丸、散。外用：煎水熏洗。

有毒成分为大戟苷、生物碱。

中毒表现：咽喉部肿胀、充血，恶心，剧烈呕吐，腹痛腹泻，严重者出现脱水，电解质紊乱，虚脱。毒素吸收，可侵犯中枢神经，症见眩晕、昏迷、抽搐痉挛，瞳孔散大，最后呼吸麻痹而死。

救治方法：（1）中毒早期可用1∶5000高锰酸钾洗胃，然后口服蛋清、牛奶等胃黏膜保护剂；呕吐严重者按腐蚀性毒物中毒进行处理。输液，利尿，注意防治脱水及酸中毒，纠正电解质紊乱。（2）对症处理：注意保护肾脏，防止肾功能衰竭；防止脑水肿，及时控制抽搐和呼吸衰竭。（3）中医治疗：芦根120g，水煎服；石菖蒲30～50g，水煎服；甜桔梗30g，水煎服。

（四）甘遂

性味：苦、甘，寒。有毒。

功效：泻水饮，破积聚，通二便。

主治：头面浮肿，大腹水肿，胸胁积液，风痰癫痫，痈肿疮毒。

用量用法：每次0.5～1.0g。现代实验证实甘遂的有效成分难溶于水，宜入丸散剂。醋制可减低毒性。外用适量，研末调敷。气虚、阴伤、脾胃衰弱者及孕妇忌服。宜用煨甘遂或用醋制过者，因煨过后可减少其呕吐等副作用；又经醋酸作用后，可减少甘遂的毒性刺激作用。生甘遂毒性和泻下作用均较强，不宜应用。

有毒成分主要为四环二萜、大环二萜。

中毒表现：恶心、呕吐、腹痛、腹泻、水样大便、里急后重。同时产生头痛、头晕、心悸、血压下降、脉搏细而弱、发绀、谵语、体温下降、脱水、昏迷、痉挛、呼吸困难、瞳孔散大，最后可由于呼吸、循环衰竭而导致死亡。

救治方法：（1）用温开水或 1:5000 的高锰酸钾溶液洗胃，再服通用解毒剂。（2）静脉滴注 5% 葡萄糖盐水，防止失水过多，发生虚脱。（3）对症治疗：出现剧烈腹痛时，应立即肌注硫酸阿托品 0.5mg，若症状不能控制，可肌注吗啡或哌替啶注射液。呼吸、循环衰竭时，予兴奋剂或强心剂。

（4）中药治疗：①大青叶 30g，黑豆 15g，水煎至 300ml，1 次顿服。②生绿豆 30g，生大豆 15g，黄柏 6g，黄连 6g，水煎 2 次合服，每 2～3 小时服 1 次，2 次服完。连服 3～5 剂。③腹泻不止时，用人参 9g、黄连 6g，水煎服。④甜桔梗 30g，煎汁服。⑤菖蒲汁

200ml，或芦根120g，煎汤服。

（五）芫花

别名：南芫花、芫花条、药鱼草、莞花、头痛花、闷头花、老鼠花、癞头花、金腰带。

性味：辛、苦，温。有毒。

功效：花：泻水逐饮，解毒杀虫。根皮：消肿解毒，活血止痛。

主治：花用于治疗用于水肿胀满，胸腹积水，痰饮积聚，气逆喘咳，二便不利；外用治疥癣秃疮、冻疮。

根皮用于治疗急性乳腺炎、痈疖肿毒、淋巴结结核、腹水、风湿痛、牙痛、跌打损伤。

用量用法：内服煎剂1.5～3g。外用适量，研末调敷。醋制以减低毒性。

有毒成分为芫花苷。

中毒表现：恶心、呕吐、腹痛、腹泻、皮疹。严重者可见痉挛、抽搐、昏迷及呼吸衰竭。

救治方法：治疗宜中西医结合救治。《本草纲目》

有以醋煮去毒，以防己、防风、甘草解毒的记载，可参考。

（六）商陆

性味：苦、寒。有毒。

功效：逐水消肿，通利二便，解毒散结。

主治：内服治水肿胀满，大便秘结，小便不利；外用治痈肿疮毒。

用量用法：内服 3~9g，水煎服或入丸散；外用适量，鲜品捣烂或干品末涂敷。

有毒成分主要为商陆素。

中毒表现：一般发生在服用后 20 分钟至 3 小时，表现为体温升高、心跳加速、呼吸急促、恶心、呕吐、腹痛、腹泻，继而头晕、头疼、烦躁不安、精神恍惚、四肢肌肉紧张震颤、抽搐、昏迷，深反射亢进，浅反射迟钝，大小便失禁，严重者出现呼吸、循环衰竭。由于商陆对胃肠道有刺激作用，中毒者的呕吐物和排泄物中常常带有鲜血。孕妇可引起流产。

救治方法：轻度中毒的患者，不用特殊处理，给予对症治疗即可。也可用生甘草、生绿豆捣烂开水泡服或煎服以解毒。

中毒情况较重的患者：（1）给予催吐，并以0.2%~0.5%的活性炭、1:5000的高锰酸钾或温水反复洗胃，也可用蒙脱石散、蛋清、牛奶等保护胃黏膜。（2）吸氧。（3）迅速建立静脉通道，输注葡萄糖盐水、生理盐水，利尿，补充维生素，补充电解质等。有报道称大剂量 B 族维生素对治疗有效。（4）对于有发绀者一些报道称可用亚甲蓝 1~2mg/kg 静脉推注或滴注。（5）应用奥美拉唑或泮托拉唑等药物保护胃黏膜，防止消化道出血。（6）应用保护各脏器功能的药物。（7）对症治疗。烦躁、抽搐的患者可适当给予镇静剂，需密切观察，防止出现中枢性神经抑制。对于呕吐、腹痛患者可给予止吐、解痉止痛药物。中枢神经系统抑制者，可给予呼吸兴奋剂，休克时应及时予抗休克治疗。（8）对于严重中毒患者，血液灌流治疗对清除毒素、挽救患者生命有重要的作用。

商陆中毒经及时治疗，绝大部分患者住院 2~5 天可痊愈出院。

（七）半夏

性味：辛，温。有毒。

功效：燥湿化痰，降逆止呕，消痞散结。

主治：痰多咳喘，痰饮眩悸，风痰眩晕，痰厥头痛，呕吐反胃，胸脘痞闷，梅核气；生用外治痈肿痰核。姜半夏多用于降逆止呕。

用量用法：内服一般炮制后用，5～10g，水煎服，或入丸散剂。外用生品适量，研末用酒调敷。

有毒成分为草酸钙针晶及其附属的蛋白质。

中毒表现：如果炮制不当或服用生品会对所接触的口腔、咽喉、胃肠道黏膜产生强烈的刺激性，导致针刺样的刺痛感，口干舌麻，胃部不适，口腔、咽喉、舌部烧灼疼痛、肿胀，流涎，恶心，头及胸前压迫感，音嘶或失音，呕吐，腹泻，呼吸困难，痉挛甚至窒息，最终因麻痹而死。

救治方法：（1）促进毒物排出：用1∶5000高锰酸钾、浓茶或鞣酸液洗胃；用硫酸镁导泻；口服鸡蛋清、面糊、果汁或稀醋保护胃黏膜，静脉输液。（2）对症治疗：出现呼吸困难者给予吸氧或呼吸兴奋剂；出现过敏者可肌肉注射非那根 25mg 或静脉推注 25% 葡萄糖溶液 40ml；加 10% 葡萄碳酸钙 10ml、维生素 C 1.0g、地塞米松注射液 10mg，或口服扑尔敏等。

（八）苦楝皮

性味：苦，寒。有毒。

功效：杀虫，疗癣。

主治：内服能驱杀蛔虫、钩虫、蛲虫；外用治头痛、疥疮。

用量用法：6～10g，鲜品 15～30g，水煎服或入丸散；外用适量，煎水洗或研末调敷。

有毒成分为川楝素。

中毒表现：（1）神经系统症状：头晕、头痛、嗜睡、烦躁不安，说话及吞咽困难，口唇及全身皮肤发麻，复视，视力模糊，视野缩小，四肢运动障碍、痉挛及疼痛。（2）消化系统：恶心呕吐、腹痛、腹胀、腹泻。（3）循环系统：白细胞升高，中性粒细胞增多，心悸，血压下降，室性心动过速，心房纤颤，频发性室性期前收缩及心肌损害，死前伴有第三级房室传导阻滞，间有室性心律。其他尚有发冷、发烧、出冷汗、面色苍白等。严重中毒反应者可见精神不振，神态恍惚，嗜睡，谵语，呕吐腹泻，瞳孔散大，视力障碍，呼吸中枢麻痹，内脏出血，中毒性肝炎，急性循环衰竭乃至死亡。

解救方法：可服生甘草汁或绿豆汁、菖蒲汁等。

（九）雄黄

别名：明雄黄、黄金石、石黄。

性味：辛、苦，温。有毒。

功效：燥湿，祛风，杀虫，解毒。

主治：疥癣，秃疮，痈疽，走马牙疳，缠腰蛇丹（带状疱疹），破伤风，腋臭，臁疮，哮喘，喉痹，惊痫，痔瘘。

用量用法：每次 0.2～0.4g，入丸散剂（本品遇热易分解为三氧化二砷，有剧毒，故不作汤剂内服，切忌火煅）。外用适量，研末撒，调敷，浸酒或烧烟熏。

有毒成分主要为二硫化二砷。

常见中成药如朱砂安神丸、梅花点舌丸、红灵散、九一散、九圣散、一捻金、磁朱丸、牙痛一粒丸、局方至宝散、安宫牛黄丸、蟾酥锭、紫金锭、舒肝丸、十香返生丸、万氏牛黄清心丸、牛黄千金散、小儿惊风散等均含雄黄。

中毒表现：发病迅速，口服中毒后，口中有金属味及辛辣感，黏膜红肿，口渴、呕吐，继而便血，尿血，尿少，呼吸困难，脉搏细小，体温下降，严重者最后因中毒性肾病、心衰而死。

解救方法：可参考"砒霜"条。

（十）硫黄

别名：硫磺、黄牙、天生黄。

性味：酸，温。有毒。

功效：外用解毒杀虫疗疮；内服补火助阳通便。

主治：外治用于疥癣、秃疮、阴疽恶疮；内服用于阳痿足冷，虚喘冷哮，虚寒便秘。

用量用法：外用适量，研末油调涂敷患处。内服

1.5~3g，炮制后入丸散服。

有毒成分主要为硫，内服后变为硫化物或硫化氢。

硫黄主要成分为硫，过量硫黄进入肠内大部迅速氧化成无毒的硫代物（硫酸盐或硫代硫酸盐），经肾和肠道排出体外，未被氧化的游离硫化氢，则对机体产生毒害作用。硫化氢是一种强烈的神经毒物，浓度越高，全身毒性作用越明显。硫化氢和氧化型细胞色素氧化酶中的三价铁结合，从而抑制了酶的活性，使组织细胞内的氧化还原过程发生障碍，引起组织细胞内窒息，组织缺氧，而中枢神经系统对缺氧最为敏感，故表现为中枢神经系统症状和窒息症状。

中毒表现：潜伏期为0.5~2小时。表现为头痛，头晕，耳鸣，心悸，周身乏力，恶心，呕吐，剧烈腹痛，便血，体温升高，共济失调，呼出气体有臭鸡蛋味。重者出现呼吸困难，神志模糊，瞳孔缩小，对光反应迟钝，发绀。还可并发肝大，黄疸，视功能障碍。继而出现惊厥、昏迷，可因中枢麻痹、呼吸抑制而死亡。

救治方法：（1）生绿豆粉15g，每日1~4次，温开水送服。（2）生甘草15g，黑豆30g，水煎服。

（3）瓜蒂散研末，每次 0.5～1.5g，冷开水调服。

（十一）轻粉

别名：汞粉、峭粉、水银粉、腻粉、银粉、扫盆。

性味：辛，寒。有毒。

功效：外用杀虫，攻毒，敛疮；内服祛痰消积，逐水通便。

主治：外治用于疥疮、顽癣、臁疮、梅毒、疮疡、湿疹；内服用于痰涎积滞，水肿膨胀，二便不利。

用量用法：外用适量，研末掺敷患处；内服每次 0.1～0.2g，每日 1～2 次，多入丸剂或装胶囊服，服后漱口，以防口腔糜烂。

有毒成分为氯化亚汞。本品有毒，不可过量；内服慎用；孕妇禁服。

中毒表现：主要为急性腐蚀性胃肠炎、坏死性肾病、周围循环衰竭。口服中毒者，即出现口有金属味及辛辣感，黏膜红肿，口渴呕吐，吐出带有黏膜碎片的血糊样物，继则泻血便，尿少，呼吸困难，虚脱或中毒性肾病，以致死亡。慢性中毒：大多为职业性汞中毒者，以神经衰竭症候群为主。口中亦有金属味，流涎，牙龈肿胀出血，牙齿松动脱落，牙根部牙龈有黑色汞线，常有恶心、呕吐、食欲差、腹痛、腹泻等。精神方面，可见不安、兴奋、易怒、消极、胆小、幻觉、缺乏自信，甚至行为怪僻。还可见汞毒性震颤，先见于手指、眼睑、舌、腕部，重者累及手臂、下肢和头部，甚至全身。震颤呈对称性，紧张时加重，从事熟练工作或睡时消失。此外，尚有肝功能损害，性机能减退。

救治方法：（1）中毒者，给予2%碳酸氢钠溶液或温开水洗胃；（2）给予牛奶、鸡蛋清等，使之与汞结成汞的蛋白质络合物，减少对汞的吸收，并保护消化道黏膜；（3）禁食盐，因盐能增加升汞的溶解；（4）应用对抗剂，每0.06g汞用磷酸钠0.324～0.65g，再加醋酸钠0.324g，溶于半杯温水中，每小时1次，连用4～6次，可使氧化汞还原成毒性较低的甘汞；（5）应用解毒剂二巯基丙磺酸钠等，亦可用硫代硫酸钠；（6）根据出现症状采取对症处理及支持疗法；（7）可用中药金银花、甘草、绿豆、土茯苓等煎汤内服以解毒。

（十二）铅丹

别名：黄丹、朱丹、红丹、漳丹、彰丹、朱粉、松丹、陶丹、铅黄、丹粉。

性味：辛、咸，微寒。有毒。

功效：外用拔毒生肌，杀虫止痒；内服坠痰镇惊，攻毒截疟。

主治：肿毒溃疡，金疮出血，反胃，吐血，惊痫癫狂，疟疾。

用量用法：0.3～0.6g，入丸散服（连续服用易蓄积中毒）。外用适量，研末撒、调敷，或熬膏贴敷。大面积长期外用，有引起铅中毒的可能。

有毒成分为四氧化三铅。

中毒表现：（1）急性中毒：首先是局部刺激现象，口腔、咽喉干燥，口渴，上消化道灼痛，口有金属味，流涎，恶心呕吐，吐出物常含氯化铅，呈白色奶块状，阵发性肠绞痛，可有便秘或腹泻，粪便中可有黑色硫化铅，重者休克死亡；如拖延日久，可引起腓肠肌疼痛、痉挛、麻木瘫痪，血红蛋白尿等。（2）慢性中毒：早期可无明显症状，慢性中毒的典型症状表现以多发性神经炎、腹绞痛、贫血、严重的铅中毒性脑病为特点。神经系统症状：早期均表现为神经衰弱症候群，以后可有多发性神经炎，症见四肢及关节疼痛痉挛，继而肌肉瘫痪，日常活动较多的肌肉最易受累，表现为腕垂或足垂症。消化系统症状：早期牙龈出现蓝色铅线，食欲不振，腹胀、腹痛等，继而由于肠道平滑肌受铅化物的刺激，出现典型中毒性腹绞痛。疼痛位于脐附近，呈阵发性，甚剧烈；用手按压，痛可减轻。伴有呕吐、出汗，但不发烧。血液系统症状轻度中毒者，可无明显贫血；中度及重度中毒者，常有贫血。患者呈铅容（面色呈灰色），伴有心悸、气短、乏力等。周围血内可发现网织红细胞、嗜碱性点彩红细胞。其他可见肝稍大，轻度压痛。少数可见蛋白尿、月经不调。

救治方法：（1）急性口服中毒者，以1%硫酸钠或硫酸镁溶液内服，以形成不溶性硫化铅，再以清水洗胃，导泻。静注10%葡萄糖酸钙溶液10ml，每日 1~2 次；或口服乳酸钙 1g，每日 3 次，持续 2~3 天。（2）急慢性中毒者均可用依地酸钙钠、二巯基丁二酸钠、促排灵等行驱铅疗法。（3）对症处理及支持疗法，注意营养，给予维生素 B_1。（4）中药解毒，可用昆布、海藻煎汤频服；或用金银花 30g、菊花 15g、生甘草 15g，共煎汤内服；或大量选服生蛋清、牛奶、豆浆、绿豆汤等食品，均有解毒作用。

（十三）密陀僧

性味：咸、辛，平。有毒。

功效：消肿杀虫，收敛防腐，坠痰镇惊。

主治：湿疹，疥，癣，腋下狐臭，疮疡溃破久不收口。

用量用法：外用适量，研末撒或调涂。内服，研末，0.3~0.9g；或入丸、散。

有毒成分为氧化铅。

中毒表现及解救方法：详见"铅丹"条。

（十四）天南星

别名：南星、白南星、山苞米、蛇包谷、山棒子。

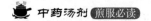

性味：苦、辛，温。有毒。

功效：燥湿化痰，祛风止痉，消肿散结。

主治：顽痰咳嗽，风痰眩晕，中风痰壅，口眼歪斜，半身不遂，癫痫，惊风，破伤风。生用外治痈肿、蛇虫咬伤。

用量用法：一般炮制后用，3～9g；外用生品适量，研末以醋或酒调敷患处。

有毒成分为三萜皂苷。

中毒表现：口腔、咽喉及皮肤黏膜有很强的刺激性。误食可致咽喉烧灼感、口舌麻木、黏膜糜烂、水肿、流涎、张口困难等症状，严重者窒息；继则中枢神经系统受到影响，出现头晕心慌、四肢麻木，甚至昏迷、窒息、呼吸停止，有的可能引起智力发育障碍等。

救治方法：轻者可服稀醋或鞣酸及浓茶、蛋清、甘草水、姜汤等解之。如呼吸困难则给氧气，必要时作气管切开。

（十五）全蝎

别名：全虫、杜伯、茯背虫。

性味：辛，平。有毒。

功效：息风镇痉，攻毒散结，通络止痛。

主治：内服治小儿惊风，抽搐痉挛，中风口歪，半身不遂，破伤风，风湿顽痹，偏正头痛；外用治疮疡、瘰疬。

用量用法：内服煎汤，2～5g；研末入丸、散，每次0.5～1g；蝎尾用量为全蝎的1/3。外用适量，研末掺、熬膏或油浸涂敷。

有毒成分为蝎毒素。

中毒表现：先出现头痛、头昏、发热、出汗、畏光、流泪、流涕、流涎，继有恶心、呕吐，鼻腔、胃肠、肺出血，舌肌强直，气促等症状。甚至出现心动过缓或心动过速，血压突然下降，抽搐、惊厥、体温不升，昏迷，呼吸抑制，最终因呼吸中枢麻痹而死亡。

蝎毒素类似蛇毒神经毒，其主要危害是令呼吸中枢麻痹。但临床应用该药很少中毒。有报道，蝎毒易挥发，不耐热，加热至100℃，30分钟后即破坏。然而活蝎的毒液毒性很大，临床常见被蝎子蜇伤中毒患

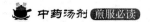

者，伤口有剧痛，且持续达数小时之久。毒液进入人体后，局部出现肿胀，发黑，有时引起水泡、血泡和坏死。与伤口部位相应的局部淋巴管和淋巴结肿痛发炎。成人被蝎子蜇伤后，一般不会导致生命危险，但可出现流涎、恶心呕吐、出汗、呼吸困难、昏迷、抽搐、呼吸中枢麻痹等严重并发症而危及生命。

救治方法：（1）口服中毒应予 1:5000 高锰酸钾溶液洗胃；50% 硫酸钠 60ml 导泻，将毒物排出。（2）补液：5% 葡萄糖盐液 500ml、10% 葡萄糖液 1000ml、10% 氯化钾 10ml、维生素 C 3g 静脉滴注。阿托品 0.5mg 皮下或肌内注射。（3）中药治疗：1）口服玄明粉 18g，以促进毒素排出。2）五灵脂 10g、生蒲黄 9g、雄黄 3g，共研细末，分 3 次用醋冲服，每 4 小时服用 1 次。（3）金银花 30g、半边莲 9g、土茯苓 15g、绿豆 15g、生甘草 9g，水煎 2 次，混合，早晚分服。

（十六）蜈蚣

性味：辛，温。有毒。

功效：息风镇痉，攻毒散结，通络止痛。

主治：内服治急慢性惊风抽搐、癫痫、顽固性头部抽掣疼痛、风湿痹痛；外用治疮疡肿毒，瘰疬溃烂。

用量用法：内服煎汤，2～5g；研末，0.5～1g；或入丸、散。外用适量，研末撒、油浸或研末调敷。

有毒成分为含两种类似蜂毒的有毒成分，即组胺样物质和溶血性蛋白质。

中毒表现：一般服用过量的话会出现恶心，呕吐，腹痛，腹泻，不省人事，心跳减慢，呼吸困难，体温下降，血压下降等中毒反应。大剂量可使心肌麻痹，并抑制呼吸中枢。有溶血反应者，可见酱油色尿及溶血性贫血症状。过敏反应者，可见全身过敏性皮疹、瘙痒，甚则引起过敏性休克。被蜈蚣咬伤后，局部发热、灼痛、红肿、疼痛，可形成水疱及坏死，严重者可引起淋巴炎和组织坏死，有时整个肢体出现紫癜。

救治方法：《本草纲目·百病主治药》载有解蜈蚣伤毒药物，如蜗牛、蛞蝓、五灵脂、独蒜、芸薹子油、蛇含、香附、苋菜、马齿苋、蚯蚓泥、胡椒、茱萸、桑根汁、雄黄、井底泥、食盐、鸡冠血、鸡子等，可参考。亦可内服季德胜蛇药片。

（十七）常山

别名：黄常山、鸡骨常山、鸡骨风、风骨木、白常山、大金刀。

性味：苦、辛，寒。有毒。

功效：截疟，劫痰。

主治：胸中痰饮，疟疾。

用量用法：5～9g，水煎服，或入丸散。涌吐可生用，截疟宜酒炒用。

有毒成分主要为黄常山碱甲、乙及丙。

中毒表现：主要有恶心、呕吐，也可伴有胃痛、腹泻，甚至便血、血压下降等。

救治方法：法半夏、生姜各适量，水煎服。黄连、苏叶各适量，水煎服。

（十八）瓜蒂

别名：甜瓜蒂，瓜丁，苦丁香。

性味：苦，寒。有毒。

功效：吐风痰宿食，泻水湿痰饮。

主治：痰涎宿食，壅塞上脘，胸中痞硬，风痰癫痫，湿热黄疸，四肢浮肿，鼻塞，喉痹。外用吹鼻，可引去湿热，治温热黄疸，湿家头痛。

用量用法：2.5～5g，水煎服；入丸散0.3～1g。外用小量，研末吹鼻，待鼻中流出黄水即停药。有毒成分为甜瓜蒂毒素。

中毒表现：头晕眼花，脘腹不适，呕吐，腹泻，严重者可因脱水造成电解质紊乱，最终导致循环衰竭及呼吸麻痹而致死亡

救治方法：中毒剧烈呕吐不止者，用麝香0.1～0.15g，开水冲服即可解。

（十九）黄药子

别名：黄药脂。

性味：苦、辛，凉。有毒。

功效：凉血、降火、消瘿、解毒。

主治：吐血、衄血，喉痹，瘿瘤，疮疖。

用量用法：9～15g，水煎服。

有毒成分为薯蓣皂苷及薯蓣毒皂苷。

中毒表现：过量可引起口、舌、喉等处烧灼痛、流涎、恶心、呕吐、腹泻、腹痛、瞳孔缩小，严重者出现昏迷，呼吸困难和心脏停搏而死亡。长期大量服用可引起中毒性肝炎，出现黄疸。

救治方法：内服蛋清或葛粉糊及活性炭；饮糖水或静脉滴注葡萄糖盐水；亦有用绿豆汤内服。或用岗梅500g，清水5碗，煎至2碗饮服。

（二十）朱砂

别名：丹砂、辰砂。

性味：甘，寒。有毒。

功效：清心镇惊，安神解毒。

主治：内服治心悸易惊，失眠多梦，癫痫发狂，小儿惊风，视物昏花，癫痫。外用治疮疡肿毒，口疮，喉痹。

用量用法：0.1～0.5g，研末冲服，入丸散剂。不宜入煎剂。外用适量，忌火。

有毒成分为硫化汞。

中毒表现：急性中毒症状主要有恶心、呕吐，吐出物掺有血性黏液，口内有金属味，咽喉肿痛，唾液增多；口腔黏膜有充血、水肿、坏死，齿龈肿胀、溢血和溃烂；上腹部有烧灼感、腹泻，严重时有里急后重及脓血便，甚至消化道穿孔，形成腹膜炎。患者初期表现为神经衰弱，后来则有易兴奋、易怒、恐惧、厌烦、忧郁、害羞、无勇气、失去自信心等异常状态，偶有幻想、幻觉、狂躁、失眠、记忆力减退等。其他尚有鼻衄、慢性鼻炎、球后视神经炎、视力障碍、视野狭小或有暗点，全身性汞中毒性皮炎及妇女的月经障碍等。中度或轻度中毒可在 4～10 天内出现肾脏损害，如处理不当，可转成慢性病变，严重时可在1～2天内发生肾坏死病变，引起少尿、尿闭、尿毒症，甚至死亡。

救治方法：清除毒物，如催吐、洗胃、导泻、输液，服用牛奶、蛋清等。也可用二巯基丙醇类、硫代硫酸钠等解毒。一般采用纠正水液代谢和电解质紊乱，抗休克，肾透析检查等对症治疗。也可甘草、绿豆煎汤饮，或土茯苓煎汤饮。

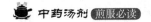

三、有小毒中药

小毒中药，指有一定毒性，治疗量与中毒量差距较大，但剂量过大也可产生毒副反应的药物。

（一）苦杏仁

性味：苦，微温。有小毒。

功效：降气止咳平喘，润肠通便。

主治：咳嗽气喘，胸满痰多，血虚津枯，肠燥便秘。

用量用法：4.5～9g，水煎服，或入丸散。生品入煎剂宜后下。

有毒成分主要为苦杏仁苷。

中毒表现：过量服用可发生中毒，表现为眩晕，突然晕倒、心悸、头疼、恶心呕吐、惊厥、昏迷、发绀、瞳孔散大、对光反应消失、脉搏弱慢、呼吸急促或缓慢而不规则。若不及时抢救，可因呼吸衰竭而死亡。

（二）白果

别名：白果仁。

性味：甘、苦、涩，平。有小毒。

功效：敛肺气，定喘嗽，止带浊，缩小便。

主治：哮喘，痰嗽，白带，白浊，遗精，淋病，小便频数。

用量用法：4.5~9g，水煎服；捣汁或入丸散。外用捣敷。

有毒成分为银杏毒素。

中毒表现：潜伏期为1~12小时。消化系统症状：恶心、呕吐、食欲不振、腹痛；神经系统症状：头痛、烦躁不安、反应迟钝、惊厥、肢体强直、昏迷、瞳孔散大；严重者出现瞳孔散大、呼吸困难、口唇青紫、呼吸衰竭、肺水肿、心力衰竭。少数患者可有末梢神经功能障碍、感觉迟钝、弛缓性瘫痪、膝反射减弱。

（三）蟾酥

别名：蛤蟆酥、蛤蟆浆、癞蛤蟆酥。

性味：甘、辛，温。有毒。

功效：解毒，消肿，强心，止痛。

主治：痈疽、瘰疬、小儿疳积、疔疮、牙痛等。

用量用法：入丸散，每次 0.015～0.03g；外用适量。

有毒成分主要为蟾毒配基类，包括脂蟾毒配基、华蟾毒配基、蟾毒灵、蟾毒素等。误用过量中毒，多在 0.5～1h 内发病。含蟾酥的中成药有牙痛一粒丸、六神丸、六应丸、喉症丸、蟾酥锭、蟾酥丸、灵宝护心丹、金浦胶囊等。

中毒表现为：恶心呕吐，甚至吐出血液，腹痛肠鸣、腹泻等消化系统症状；胸闷心悸、心率缓慢、心律不齐、心房纤颤、轻度发绀、四肢冰冷、血压下降等循环系统症状；头晕头痛、口唇或四肢麻木、嗜睡出汗、膝反射迟钝或消失、惊厥等神经系统症状。由于毒素排泄迅速，无积蓄作用，所以中毒症状多在治疗后 1～12h 内消失。

救治方法：酌情采用洗胃、导泻、补液及给予大剂量维生素 B、维生素 C 等办法。中成药的毒性反应是客观存在的，对此应该在临床用药和药物制剂过程中给予足够的重视。对于毒性中药，除了严格炮制加工外，在临床上应密切注意用药的时间和剂量，同时还要密切观察患者的用药反应，一旦发现中毒情况，应立即停药，并做好抢救工作，以避免对机体造成进一步的伤害。患者应在医生指导下用药，并仔细阅读说明书，千万不可随意使用。

（四）蚤休

别名：重楼、草河车、七叶一枝花、独脚莲。

性味：苦、辛，寒。有小毒。

功效：清热解毒，平喘止咳，息风定惊。

主治：痈肿，疔疮，瘰疬，喉痹。还可用治外伤出血或瘀肿疼痛。

用量用法：内服煎汤，3～10g；研末，每次1～3g。外用适量，磨汁涂布、研末调敷或鲜品捣敷。

有毒成分为蚤休苷。

中毒表现：恶心、呕吐、头痛，严重者引起痉挛。

救治方法：生甘草15g，水煎取汁，加适量白米醋、生姜汁60g混匀，一半含漱，一半内服。

（五）川楝子

别名：楝实、金铃子、苦楝子。

性味：苦，寒。有小毒。

功效：疏肝泄热，行气止痛，杀虫。

主治：内服治肝气郁滞或肝胃不和所致的胁肋作痛、脘腹疼痛、疝气痛，虫积腹痛；外用治疥疮、头癣。

用量用法：煎汤内服，3～10g；或入丸、散。外用适量，研末调涂。行气止痛炒用，杀虫生用。外用适量，焙黄研末，油调敷患处。

有毒成分为川楝素。

中毒表现及救治方法：参见"苦楝皮"条。

（六）苍耳子

别名：苍耳、老苍子、苍子。

性味：辛、苦，温。有小毒。

功效：散风，止痛，祛湿，杀虫。

主治：风寒头痛，鼻渊，齿痛，风寒湿痹，四肢挛痛，疥癣，瘙痒。

用量用法：内服煎汤，3～10g；或入丸、散。外用适量，捣敷；或煎水洗。

有毒成分主要为毒蛋白、苍耳苷及毒苷。

中毒表现：中毒者初见懒动、纳呆、恶心呕吐、腹痛泄泻或便秘；重者并见头晕头痛、精神萎靡、嗜睡乏力、烦躁不安、两颊潮红、口鼻周围苍黄；部分患者可见尿少、血尿、蛋白尿或黄疸、转氨酶升高，甚至昏迷抽搐，心电图可见心动过缓、心律不齐或束支传导阻滞，易误诊为肾炎、肝炎或脑膜炎等；危重者可见烦躁不安、腹胀便血、鼻衄、呕吐、尿闭、心音微弱、血压下降、呼吸浅表或深长呈叹息样，可因呼吸循环衰竭而死亡。

救治方法：（1）早期静脉补液解毒；在 12h 内予以 1∶2000 高锰酸钾液洗胃，温盐水高位结肠灌肠，催吐，导泻。（2）防止心衰，在葡萄糖液中加入氢化考的松 100mg，每日 1 次，血压低者可在液体中加去甲肾上腺素静脉滴注。（3）保护肝功能，防止出血。可以静脉注射维生素 K，口服或注射维生素 B_1 保肝。（4）对于肾功能衰竭者，予血液透析治疗。（5）可取甘草 50g、绿豆 200g 煎汤服，或板蓝根 200g 煎汤服。

（七）水蛭

别名：蚂蟥、马鳖、肉钻子。

性味：咸、苦，平。有小毒。

功效：破血逐瘀，通经。

主治：癥瘕痞块，血瘀经闭，跌扑损伤。临床亦有用于治疗急性结膜炎、角膜瘢翳。

用量用法：内服入丸、散，1～3g。外用置病处吮吸；或浸取液滴。已有出血倾向、月经过多或经期、体弱血虚、无瘀滞症状者及孕妇均不宜服用。

有毒成分为水蛭素。

中毒表现：恶心，呕吐，子宫出血。严重时出现胃肠道出血，剧烈腹痛，血尿，昏迷等。如被水蛭咬伤，其咬伤局部表现为长时间出血。

救治方法：早期应洗胃、导泻，再服通用解毒剂或活性炭末。口服B族维生素和维生素C，有出血现象时，宜肌肉注射或口服维生素K或安络血等；昏迷、休克时，用强心药，如毒毛旋花素K或西地兰等；若大出血时，可输血。也可取绿豆15g、甘草30g，水煎服。剧烈腹痛时，可服云南白药1～3g，1日3次。子宫大量出血时，肌肉注射牛膝针2ml，1日2次；昏迷、休克时，用万年青9g、半边莲6g，水煎，分两次服，每2小时1次，连服2～4剂。

（八）鸦胆子

别名：苦参子、老鸦胆。

性味：苦，寒。有小毒。

功效：清热解毒，截疟治痢，腐蚀赘疣。

主治：内服治疟疾、痢疾；外用治鸡眼，赘疣。

用量用法：内服多去壳取仁，用胶囊或龙眼肉包裹吞服，治疟疾每次10～15粒，治痢疾每次10～30粒。外用适量，捣敷；或制成鸦胆子油局部涂敷；或煎水洗。

有毒成分为鸦胆子毒素、鸦胆子酚。

中毒表现：恶心，呕吐，食欲不振，头昏，乏力，腹痛，便血，胃肠道充血，尿量减少，体温增高，眼结膜充血，四肢麻木或瘫痪，昏迷，抽搐等。局部应用对皮肤和黏膜有强烈的刺激性，可发生过敏反应。

救治方法：洗胃，静脉滴注大剂量维生素C及高渗葡萄糖。另外静脉滴注脑活素及胞二磷胆碱可解除对神经系统的毒性作用。

（九）细辛

性味：辛，温。有小毒。

功效：祛风散寒，通窍止痛，温肺化饮。

主治：风寒感冒，头痛，牙痛，鼻塞鼻渊，风湿痹痛，痰饮喘咳。

用量用法：内服煎汤，1.5～9g，大剂量可用至10g。外用适量，研末吹鼻、塞耳、敷脐；或煎水含漱。可用于手术麻醉，可制成酊剂、注射剂。

有毒成分主要为挥发油中的甲基丁香酚和黄樟醚。

中毒表现：服生品过量、煎煮时间过短均会引发中毒，出现头痛、呼吸急促、躁动不安、口渴、脉速加快、体温及血压升高、瞳孔散大、肌肉震颤、全身紧张、四肢抽搐、眼球突出、神志昏迷，最后死于呼吸肌麻痹。

救治方法：立即给予催吐、洗胃及导泻。同时，静脉滴入5%葡萄糖生理盐水1500～2000ml，加入维生素C 3g，促进毒物排泄。此外，可予对症治疗：静注戊巴比妥钠0.3~0.5g，2~3次/天，制止惊厥；尿闭时，应进行导尿或口服氢氯噻嗪50mg，3次/天。

（十）干漆

性味：辛、苦，温。有小毒。

功效：破瘀，消积，杀虫。

主治：血滞经闭、痛瘕、虫积腹痛。

用量用法：内服入丸、散，2~4.5g。外用烧烟熏。内服宜炒或煅后用。孕妇及体虚无瘀者均宜慎服。

有毒成分为干漆的挥发性成分，如二甲苯类等。

中毒表现：皮肤直接接触生漆，可引起过敏性皮炎；由于个体不同可引起充血、发痒、剧烈发疱、化脓等不同症状。炮制不当，内服可致恶心呕吐，头眩，肛门、会阴部皮肤发生丘疹，甚痒。

救治方法：采取抗过敏治疗及对症处理。也可取芒硝20~100g，加适量开水冲搅融化，用干净的毛巾浸湿熏洗皮炎处，每天3~4次。最多连用3天就可完全恢复正常。

（十一）火麻仁

别名：大麻仁、麻子仁。

性味：甘，平。有小毒。

功效：润肠通便，通淋，活血。

主治：血虚津亏，肠燥便秘，消渴，热淋，风痹，痢疾，月经不调，疥疮，癣癞。

用量用法：煎汤内服，10～15g；或入丸、散。外用捣敷或榨油涂。

有毒成分主要为大麻酚。

中毒表现：恶心呕吐，腹泻，四肢麻木，烦躁不安，精神错乱，抽搐，手舞足蹈，脉搏增速，瞳孔散大，昏睡，以致昏迷。

救治方法：中毒早期可用 0.5‰高锰酸钾液或 0.5%～1% 活性炭悬液反复洗胃；硫酸镁 30g 导泻；输液以维持水电解质平衡，加速毒素排出。同时予以对症治疗，如吸氧、预防感染等。也可服用中药汤剂治疗，金银花 15g、黄连 3g、茯苓 3g、沙参 15g、甘草 30g，水煎，早晚两次分服。

第五章　中西药配伍应用的利与弊

中华人民共和国成立以来，我国在中西医结合领域开展了大量研究工作，中西药配伍应用日趋广泛。合理的中西药配伍在疗效及作用时间方面有着相互调节、取长补短的功效，且可消除或减轻药物的毒副作用。但是中西药物之间的相互作用是错综复杂的，如果配伍不当，会产生单一用药所没有的不良反应，降低药效，甚至无效或毒性增加，严重者甚至可危及生命。对此，应引起医护人员及患者的高度重视。

现将有关中西药的合理及不合理配伍简要介绍如下。

一、中西药的合理配伍

中西药虽属于不同体系，但其目的都是治病救人，

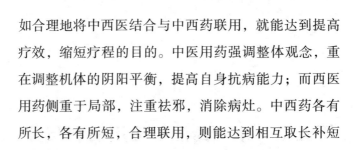

如合理地将中西医结合与中西药联用，就能达到提高疗效，缩短疗程的目的。中医用药强调整体观念，重在调整机体的阴阳平衡，提高自身抗病能力；而西医用药侧重于局部，注重祛邪，消除病灶。中西药各有所长，各有所短，合理联用，则能达到相互取长补短的效果。

（一）中药及其制剂与西药伍用，可提高疗效

三七、赤芍与乳酸心可定配伍可增加冠状动脉血流量，扩张血管降压，减轻心脏负荷，降低血脂等有效率达87％。生脉散、丹参注射液与东莨菪碱配伍治疗窦房结综合征即可提高心率，又可改善血液循环，缓解心肌缺血，从而达到标本兼治，相辅相成的功效。

重症肝炎常用激素治疗，对改善症状、消除黄疸具有一定的作用，但由此可出现反跳、出血等不良反应，若与中药红参、三七合用，则能减少不良反应。安络血、维生素 A 与三黄泻心汤合用治疗上消化道出血比单用西药有明显加快止血的作用。从甘草中提取的甘草酸与链霉素配伍使用，能降低乃至消除链霉素

对第八对脑神经的损害。很多中草药如黄连、黄芩、黄柏、蒲公英、金银花、穿心莲等均有清热解毒、抑菌作用，如黄连中的小檗碱、黄芩中的黄芩苷、金银花中的绿原酸、穿心莲中的穿心莲内酯，均为抑菌成分，对痢疾杆菌、伤寒杆菌、金黄色葡萄球菌、链球菌、结核杆菌均有抑制作用。与黄芩、金银花合用时，能增强青霉素对耐药金黄色葡萄球菌的抑制作用，在抑制耐药菌体蛋白质合成上有协同效应。另外，板蓝根、大青叶、柴胡具有较强的抗病毒成分，在治疗流行性感冒、肝炎时与西药配伍也能收到很好的疗效。

香连丸与四环素、痢特灵、氟嗪酸等联用，治疗痢疾、细菌性腹泻有协同作用。达美康与黄芪、地骨皮、知母、党参、鬼箭羽、葛根等联用，能够增强降糖效果，防治糖尿病血管并发症的发生和发展。

长期使用激素而无法撤停的病人服用甘草人参汤，能使撤退激素后的不良反应减少。灵芝、刺五加、人参、生黄芪、女贞子等分别与环磷酸酰胺、氟尿嘧啶等抗癌药物联用，能缓解和消除减轻肿瘤化疗的毒副作用。如六君子汤与抗震颤麻痹药联用，可减轻其胃肠道的不良反应。如逍遥散与抗结核西药联用，能减轻抗结核药对肝脏的损害。

（二）降低药物的不良反应

临床应用的许多西药成分单一，其治疗作用虽然明显，但药物不良反应较大，实践证明配合有效的中药可获得理想的效果。例如多数抗肿瘤化学药物有严重的消化道反应及骨髓抑制，引起白细胞减少等不良反应，应用时配伍中药海螵蛸、白及粉、女贞子、石苇、补骨脂、山茱萸等可有效减轻化疗的不良反应，特别是保护胃黏膜，防止白细胞下降，提高机体免疫力效果较好。有些治疗精神、神经系统疾病的药物可损害肝脏功能，用珍珠层粉与氯丙嗪配伍应用，对肝功能受损者有较好的改善作用。其作用机制是珍珠层粉含有 20 余种氨基酸及铜、铁、锌、镁等多种元素，有安神定惊、清热解毒的功能，两者合并应用，不仅能增加镇静效果，而且具有防止肝功能损伤的作用。

中医扶正方药与西药放疗、化疗药物配伍，可有效提高患者机体免疫力，增强耐受力，又可扶助杀死大量癌细胞。临床常用人参汤、十全大补丸、小柴胡汤，可抑制丝裂霉素 C 所致的白细胞减少和体重减轻的副作用等。

（三）减少药物剂量，缩短疗程

珍菊降压片（珍珠层粉、野菊花、槐花米、盐酸乐宁、双氢克尿噻）有较好的降压及改善症状的作用。若以珍菊降压片常用量每次 1 片、3 次/天计算，其中盐酸乐宁比单用盐酸乐宁的剂量减少 60%，使剂量减小，疗效增强，并可缩短疗程。

（四）减少禁忌，扩大适应范围

珍氯片（氯丙嗪、珍珠层粉、三硅酸镁）对肝功能有轻度异常的患者不仅无害，且药物间有一定的协同作用。心可定扩冠作用时间短，与具有活血化瘀、行气止痛药物（三七、赤芍、郁金）配伍制成舒心散冲剂，可使心可定作用时间延长。

二、中西药的不合理配伍

不合理的中西药联合用药，即配伍禁忌，会降低疗效，增加毒副作用。使用过程中应尽量避免。

（一）降低生物利用度，影响疗效

四环素类（四环素、土霉素、强力霉素）及异烟肼等抗生素与含较多金属离子的中药如石膏、瓦楞子、龙骨、牡蛎、磁石、石决明、自然铜、滑石等同时服用后，因四环素类抗生素分子中含有酰胺基与多个酚羟基，可与金属离子形成不易吸收的络合物，使四环素类药物血药浓度下降，抗菌作用降低。异烟肼分子中含有肼类功能团，与上述中药合用后，产生螯合效应，生成异烟肼金属螯合物，妨碍吸收，并影响结核杆菌代谢作用而降效。同样含鞣质的中药与上述抗生素同时服用，可生成鞣酸盐沉淀物，不易被吸收，降低生物利用度与疗效。茵陈可拮抗氯霉素的抗菌作用，使其疗效降低。穿心莲与庆大霉素、红霉素联用可抑制穿心莲对白细胞的吞噬功能。昆布、海藻与异烟肼联用，可使其失去抗结核的作用。中药胃宁片除含海螵蛸、白及等外，还含有莨菪浸膏，后者能松弛胃肠平滑肌，并能延长胃排空时间，如与红霉素同服，由于胃排空减慢，延长了红霉素在胃中的停留时间而影响其在肠道的吸收，使疗效降低。麻杏止咳片（糖浆）不宜与降压西药同用，因为前者所含的麻黄碱能减弱降压药的降压作用。具有抗菌作用的中药，如含鱼腥草、金银花等成分的成药，不宜与乳酶生合用，否则会使药效降低。人参、甘草、鹿茸有糖皮质激素样作用，可使血糖升高，减弱降血糖药的疗效，故不宜与降糖药、胰岛素等合用。治疗舌炎时有人习惯把牛黄解毒片与核黄素、维生素合用，而牛黄解毒片中起主要作用的大黄与核黄素（维生素 B_2）同服时，大黄的抑菌作用就会减低，故在应用大黄及其复方制剂时不宜同服核黄素。

含鞣质较多的中药，如五倍子、地榆、诃子、大黄等与胃蛋白酶合剂、淀粉酶、多酶片合用，可与其中蛋白质结构的肽键或胺键结合发生化学反应，形成氢键络合物，不易被胃肠道吸收，从而引起消化不良、纳差等症状。四环素不宜与含金属离子中成药如复方罗布麻片、牛黄解毒片等配伍，因四环素分子结构中含有酰胺基和多个酚羟基，能与金属离子形成络合物，降低四环素的吸收。含有多种黄酮类成分的中成药与含铝、镁、钙成分的西药合用也可生成金属螯合物而改变其性质与作用。

（二）酸碱中和，降低疗效

富含大量有机酸的中药如乌梅、山楂、五味子，若与碳酸氢钠、氢氧化铝、酶类制剂等合用，则发生酸碱中和，呈离子化，从而疗效降低。

（三）产生毒性，或致药源性疾病

含朱砂的药物如牛黄清心丸、朱砂安神丸、苏合香丸、安宫牛黄丸等与溴化物、碘化物、亚铁盐、亚硝酸盐等同服，因朱砂中的硫化汞与上述西药配伍，可产生有毒溴化汞和碘化汞，可引起药源性胃肠炎，甚至全身性严重中毒。含雄黄的牛黄解毒片、六神丸、牛黄清心丸等若与亚铁盐（如硫酸亚铁片）合用，因雄黄中的硫化砷与其反应会生成硫化砷酸盐，使疗效降低。

（四）产生沉淀，降低药物疗效

含鞣质较多如五倍子、诃子、地榆、大黄、虎杖等中药与含金属离子的药物如钙剂（碳酸钙、葡萄糖酸钙、乳酸钙）、铁剂（硫酸亚铁）、枸橼酸等同服，因它们可在回盲部结合，生成难于吸收的沉淀物。同样具有生物碱的药物如麻黄碱、黄连素、利血平、阿托品类药物合用后，由于鞣质是生物碱的沉淀剂，二者结合生成难溶性鞣酸盐沉淀而降效。

含山楂、海螵蛸、鹿角霜、龟板、鳖甲、穿山甲、珍珠母、牡蛎等的中成药，因为都含有较多的钙，而钙离子能与四环素类抗生素形成难以吸收的络合物，改变了药物性质，降低了后者的抗菌效果，因而不能同服。

（五）相互拮抗，影响疗效

含消化酶的中药如神曲、麦芽、鸡内金等，若与抗菌素、磺胺类等抗菌药物同服，因酶的活性受其抑制而降效。甘草、人参、鹿茸及其制剂如甘草合剂、参茸皇浆等，若与降血糖类合用，因上述中药含有肾上腺糖皮质激素样物质，使氨基酸、蛋白质从骨骼肌中移到肝脏，由于酶的作用，使葡萄糖与糖元产生增加，血糖增多，两者功用相拮抗，以致互相影响疗效。含麻黄及麻黄碱的中成药与痢特灵、异烟肼等单胺氧化酶抑制剂同服，因抑制单胺氧化酶的活性，而麻黄可促进贮存在神经末梢中的去甲肾上腺素的释放，单胺氧化酶失活，故去甲肾上腺素不能被分解代谢，产生恶心、呕吐、呼吸困难，严重时可产生高血压危象。

（六）药理作用相互影响

含钙离子的中药与洋地黄类药物合用，因钙离子能增强洋地黄类强心苷的作用，使之毒性增强，而钙离子对神经传递有抑制作用。如石膏与夹竹桃、万年青等合用，可产生各种类型的心率失常，严重者可导致死亡。又如黄药子、诃子、地榆等中药对肝脏有一定的毒性，与四环素、利福平、红霉素等有肝毒性的药物合用，应注意产生药源性肝病。

（七）加重或诱发并发症

含有甘草和鹿茸的中成药，如补中益气丸、人参鹿茸酒、龟鹿补肾丸、参茸丸、复方甘草合剂等与阿司匹林合用可出现上腹部疼痛、恶心、反酸、腹痛、腹泻，甚则胃肠道出血等病变，尤其是有慢性胃炎或消化性溃疡的患者更加明显，其原因是阿司匹林水解之水杨酸盐，可刺激胃肠黏膜而产生炎性水肿，同时甘草、鹿茸有类糖皮质激素作用，使胃酸分泌过多，导致胃肠黏膜双重受损，甚则引发胃肠平滑肌痉挛，或毛细血管损伤。复方丹参片和藻酸双酯钠二者都具有活血化瘀、降低血脂、扩张血管、改善微循环的作用，倘若合用，尤其是血小板减少的患者极易诱发内脏出血。

（八）增加不良反应

乌梅丸和五味子糖浆等不宜与磺胺类同服，否则后者可在肾小管中析出结晶，引起结晶尿、血尿、尿闭等。含朱砂的朱砂安神丸、安神补心丸等不能和西药溴化物类如巴氏合剂、三溴合剂、溴化钾溶液以及碘化物类如碘化钾合剂、复方碘溶液等合用，因为朱砂的主要成分是硫化汞，而硫化汞在胃肠道遇到溴和碘后，硫可被溴或碘置换生成溴化汞或碘化汞，而这两种新物质有很强的刺激性，能使胃肠道出血，从而导致严重的药源性肠炎。中成药咳喘片内含麻黄，其主要活性成分麻黄碱对心脏有兴奋作用，使心肌收缩力增加，与西药地高辛同用，则可引起心律失常。链霉素不可与安宫牛黄丸同用，因为链霉素的硫酸盐在胃肠道分解产生少量硫酸，可使安宫牛黄丸中所含的雄黄氧化形成氧化砷，从而产生毒性。西药氯丙嗪与中成药罗布麻等降压药同用往往有发生体位性低血压的危险。这些都是应该引起注意的。